MANUEL

SUR LES ACCIDENS

VÉNÉRIENS.

Dans lequel on a joint toutes les formules appropriées à ces maux.

PAR DAVID.

Ouvrage très - utile au public, et indispensable à ceux qui s'occupent de l'art de guérir.

PRIX UN FRANC , BROCHÉ.

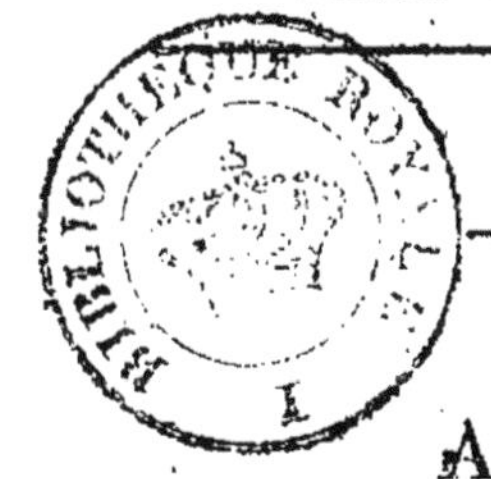

A PARIS,

Chez
{
MÉQUIGNON , l'aîné , rue de l'école de Médecine.
GABON et compagnie , près de l'école de Médecine.
}

Et se trouve chez les principaux Libraires.

AN X. — 1802.

Sous la sauve-garde des Lois, et confor-
mément à celle du 19 Juillet 1793, j'ai déposé
à la bibliothèque nationale, deux exemplaires
du présent manuel, et je n'en reconnois de
véritables que ceux signés.

David

PRÉFACE.

LES maux de toute espèce qui résultent de la maladie vénérienne, sur-tout si on la traite mal ou qu'on la néglige, m'ont engagé à donner au public un manuel qu'on peut porter par-tout avec soi et consulter aisément au besoin. Ce manuel renferme tout ce que doit savoir celui qui veut s'occuper du traitement des maux vénériens avec sureté. Voici la méthode que j'ai suivie dans ce petit ouvrage : je commence par la définition de chaque accident vénérien en particulier, ensuite je trace les signes auxquels on peut le reconnoître, les causes qui le produisent, le pronostic que l'on peut en faire, la cure, et enfin les suites. J'y ai joint toutes les formules, j'y ai déterminé les doses exactes des remèdes dont on doit faire usage, afin d'empêcher, sur-tout le jeune praticien, de commettre des erreurs préjudiciables aux malades. Je cherche à rendre le praticien attentif sur les divers effets des remèdes qu'il emploie, et à lui donner des règles pratiques pour déterminer son choix sur les préparations et remèdes qu'il doit administrer suivant les différens cas. Enfin, j'ai cru à propos de donner également les préparations chimico-pharmaceutiques des remèdes modernes qui ne se trouvent pas dans nos pharmacopées. On voit d'après ce plan que cet ouvrage est indispensable à ceux qui s'occupent du traitement de ces sortes d'accidens, et combien le public peut également en retirer d'utilité, tant en le mettant à portée de juger si son médecin suit la méthode convenable, en cas qu'il ait le malheur d'avoir cette maladie, qu'en contribuant à mettre des bornes aux fougues d'une jeunesse imprudente, par les couleurs avec lesquelles j'ai cherché à dépeindre les accidens vénériens. Je termine cette préface par invoquer l'indulgence de mes lecteurs, pour les imperfections inséparables d'un ouvrage manuel.

DAVID.

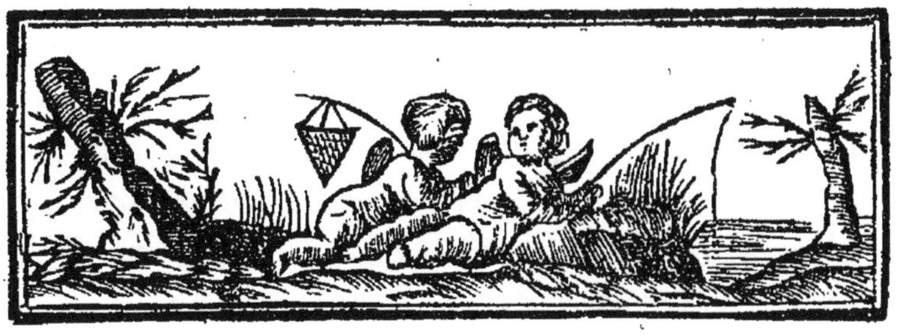

MANUEL
SUR LES ACCIDENS
VÉNÉRIENS.

ON peut ranger les suivans parmi les ouvrages les plus justement approuvés des gens de l'art qui ont le mieux traité la maladie dont j'offre ici un court traité pratique.

LITTÉRATURE.

ASTRUC, *de morbis veneris.* GAUTIER, exposition des maux vénériens. Paris, 1773, in-folio. FABRE, observations nouvelles sur les maladies vénériennes. HUNTER, *treatise on the venereal disease. Londres*, 1786. GIRTANNER, *von venerischen krankheiten.*

(6)

Benjamin Bell, *an treatise of gonorrhœa virulenta and lues venerea. Edinburgh,* 1793, 2 *vol. in-*8°. Swediaur, traité sur les maladies vénériennes. Paris. Simmons, *observations on the treatment of gonorrhœa.* Cribb, *considerations on the use of injections of gonorrhœa.* Tode, *geschichte und natur des trippers.* 3ᵉ. *édition.*

Définition de la maladie vénérienne.

La maladie vénérienne est une maladie de tout le système, de nature asthénique, qui affecte l'organisation de diverses manières. Cette maladie se manifeste le plus ordinairement par des douleurs ostéocopes, des exostoses, des caries, des ulcères au palais et à d'autres parties du corps, et par des éruptions cutanées. La cause de ces accidens réside dans une contagion spécifique. Cette maladie, si l'on en excepte quelques causes douteuses, ne pouvant avoir lieu sans qu'il ait précédé une lésion locale plus ou moins marquée, il est donc nécessaire de faire précéder l'examen de la vraie maladie vénérienne, par celui de ces maux locaux.

Je vais avant tout exposer succinctement l'histoire de cette contagion.

Histoire de la maladie vénérienne.

Les médecins ont souvent disputé entre

eux sur l'origine de la maladie vénérienne. HENZLER et GIRTANNER sont les modernes qui se distinguèrent le plus dans cette dispute. Le premier prétend que la maladie vénérienne n'étoit pas inconnue des anciens. GIRTANNER soutient le contraire, étayant son assertion sur les raisons suivantes : « on remarque que les anciens excellent dans l'exactitude qu'ils mettent à décrire les maladies qu'ils ont tracées. » Comment auroient-ils pu omettre la description de la maladie vénérienne, ou ne faire que l'effleurer ?

Les endroits des ouvrages d'HIPPOCRATE, de GALIEN, d'ARÉTÉE, de CELSE, dans lesquels on s'imagine trouver des descriptions de la maladie vénérienne, parlent à la vérité des maladies des parties de la génération, comme des fleurs blanches, d'un écoulement par le canal de l'urèthre, de l'inflammation des testicules, d'ulcéres au gland, de bubons. Ne sait-on pas que ces maux peuvent être dus à d'autres causes qu'à la contagion vénérienne ? D'ailleurs, l'indifférence que mettent ces pères de la médecine dans la description de ces maux, nous laisse assez appercevoir qu'il n'est nullement question de la maladie vénérienne dans leurs écrits.

Qu'on lise les plus beaux poëmes de l'antiquité, on ne verra nulle part qu'il y soit fait mention de la maladie vénérienne.

Horace et Juvenal plaisantent à la vérité sur le visage déformé de quelques personnes dont la mine annonce le libertinage, mais ils ne parlent pas du tout de la maladie vénérienne.

Les lois que fit le sage Moïse, concernant le coït, prouvent bien que ce législateur avoit pour but d'empêcher le libertinage, et de porter son peuple à une grande propreté; mais non pas qu'il eût connu la maladie vénérienne. L'opinion que la lèpre ou l'éléphantiasis des anciens soit notre maladie vénérienne, est suffisamment réfutée par le dommage du mercure dans la première, et son avantage dans la seconde.

L'histoire ne nous apprend que trop bien que la contagion vénérienne n'étoit pas connue en Europe avant la découverte de l'Amérique, par Colombo, l'an 1493, ou comme d'autres le présument, avant le second voyage qu'il y fit l'an suivant; ainsi avant 308 ou 309 ans. Les hommes de l'équipage de Colombo, et ses soldats qui vinrent d'Amérique, apportèrent la contagion vénérienne, d'abord à Barcelone (alors ville capitale du roi d'Espagne). Les Espagnols en relations continuelles avec Naples, à cause que le roi de Naples étoit toujours un fils de la maison d'Espagne, envoyèrent des troupes auxiliaires dans le royaume de Naples, l'an 1495. Ces troupes firent présent de cette contagion aux Napolitains. Vers ce même temps, CHARLES VIII, roi de France, assiégea Naples ; son armée fit la conquête de cette capitale, et en même-temps de la contagion vénérienne qui y régnoit alors. Elle étendit de-là ses trophées jusqu'en France, et passa ainsi successivement d'un pays à l'autre dans toute l'Europe, au point qu'elle est aujourd'hui à la mode par-tout. Chaque nation, par reconnoissance, qualifia du nom du peuple dont elle avoit reçu ce mal, qui empoisonne la source de la population et celle du plus grand de tous les plaisirs. (De-là les noms de mal de Naples, mal Français, etc.) Ainsi se propagea et s'établit par-tout la plus terrible de toutes les maladies, qui cause des dommages incroyables à la population.

Origine de la maladie vénérienne.

Les hommes poussés par une curiosité naturelle, se sont imaginé mille hypothèses pour deviner l'origine du développement de la contagion vénérienne. Les uns inculpèrent le coït innocent, le coït immodéré ; d'autres imputèrent ce mal à un mélange de semence de plusieurs hommes dans le même vagin. Quelques-uns s'en prirent à l'exercice du coït pendant le temps de la menstruation des femmes. D'autres crurent que ce mal fût dû à l'influence des astres, à la morsure ou à la piqûre de certains animaux, etc. Il me semble que ce seroit vouloir travailler à pure perte de temps, que de s'occuper à réfuter toutes ces rêveries. Nous savons par les expériences de HUNTER, qu'il n'y a que les hommes qui soient susceptibles de la contagion vénérienne (1); par conséquent, cette contagion aura pris naissance chez eux comme la contagion variolique, celle de la rougeole, etc. ou comme la contagion hydrophobique s'est développée dans le chien.

Manière par laquelle la maladie vénérienne se communique.

Cette maladie se communique le plus ordinairement par le coït. La contagion vénérienne peut d'ailleurs avoir lieu toutes les fois que le principe contagieux, dont le siége n'est pas dans le pus, comme le veut HUNTER, est appliqué sur des parties de notre organisme, lesquelles ne sont recouvertes d'aucune ou seulement d'une épi-

---

(1) HUNTER voulut inoculer la vérole à divers animaux, avec une lancette détrempée dans le pus d'un chancre vénérien, et cette inoculation ne fut suivie d'aucune infection vénérienne.

derme très-fine. Ainsi, l'infection vénérienne se communique par la suction, s'il y a des ulcères vénériens dans la bouche ou aux mamelles ; ce mal se gagne également par des instrumens de chirurgie , par des ouvertures de cadavres , par l'accouchement (2), par des baisers voluptueux, etc. C'est avec fondement qu'on révoque en doute que l'infection vénérienne puisse se communiquer par des verres à boire, par le simple coucher avec une personne infectée , par les chaises percées, les pots de nuit, etc. On peut affirmer que dans tous les cas où la maladie vénérienne doit survenir , il faut qu'un mal local ait précédé auparavant. Telle est l'opinion d'ASTRUC, de SWEDIAUR , et en général de tout médecin expérimenté dans ce genre de maladie : SWIETEN et FABRE combattent cette opinion.

Division des maux vénériens.

Suivant cette opinion, on divise le mal vénérien *en mal vénérien local* , et *en mal vénérien universel*.

On entend par *maux vénériens locaux*,

______

(2) Aussi l'accoucheur prudent a t-il toujours soin de plonger ses doigts dans l'huile, avant de commencer l'accouchement.

æeux qui doivent leur naissance à un contact immédiat, et qui peuvent être guéris par de simples remèdes locaux.

On entend par *mal-vénérien universel, ou vérole*, la maladie universelle ou symptômes vénériens qui ne sont pas produits par un contact immédiat, et qui ne peuvent pas être guéris par de simples remèdes locaux.

De plus, on divise les maux vénériens locaux : 1°. *en maux locaux qui restent tels, et qui n'ont pas coutume d'avoir la vérole ou maladie vénérienne pour suite. Et 2°. en maux locaux qui sont ordinairement suivis de la vérole*, sur-tout si on néglige de les guérir promptement. On compte parmi les premiers, *la gonorrhée virulente, (chaude-pisse) l'inflammation de l'épididyme, (testicule vénérien) les bubons, le phimosis et le paraphimosis*. On doit rapporter exclusivement aux seconds *l'ulcère vénérien (chancre.)*

On divise la vérole elle-même sous un double rapport, 1°. *à l'égard du degré de la maladie* a, *en vérole ou maladie syphillitique naissante* b, *en vérole confirmée* c, *en vérole dégénérée*.

2°. *A l'égard du système de notre organisme le plus particulièrement affecté.* De-là vient que sous le rapport des diverses formes que prend cette maladie, on lui donne les noms : *d'éruption cutanée vénérienne*, (impetigo venerea) *d'arthrite vénérienne*, *d'angine vénérienne*, *d'ozène vénérienne*, *de scrofule vénérienne*, etc. Je vais traiter tous ces accidens en particulier, dans des vues pathologiques et thérapeutiques.

CHAPITRE PREMIER.

BLÉNORRHÉE, MÉDORRHÉE, GONORRHÉE VIRULENTE (CHAUDE-PISSE.)

Définition de la chaude-pisse.

Tous ces noms sont synonymes, et servent à exprimer l'inflammation que la contagion vénérienne ou une autre irritation locale a produite dans le canal de l'urèthre ou dans le vagin. Cette inflammation est ordinairement accompagnée de douleur et d'ardeur en urinant, et d'un écoulement d'une matière purulente.

On divise la blénorrhée en *blénorrhée contagieuse* et en *blénorrhée non contagieuse*. Cette dernière ne peut être classée parmi les maladies vénériennes. On divise encore la blénorrhée en *aiguë* et en *chronique.*

Symptômes de la chaude-pisse chez les hommes.

Les symptômes de la blénorrhée sont différens suivant le sexe qu'elle affecte. Dans l'homme ce mal prend la marche suivante : du troisième au quatrième jour après le coït impur, quelquefois plutôt, d'autres fois plus tard ; le malade éprouve une démangeaison dans le canal de l'urèthre, un penchant plus marqué pour les plaisirs de Vénus (3) ; l'orifice de l'urèthre devient rouge, l'urine cause une sensation de brûlure à son passage dans ce même canal : cet état est en outre accompagné d'une envie fréquente d'uriner. Ces accidens s'aggravent pendant la nuit par l'érection douloureuse du membre viril, qui s'y associe. Il survient un écoulement du canal de l'urèthre d'une lymphe coagulable de différentes couleurs, tantôt puriforme, tantôt verdâtre, d'autres fois rouge, etc. (4) Mais le mal est-il porté à un haut

---

(3) Cet ardent désir pour l'acte vénérien, rend raison de la fréquence de cette maladie.

(4) Cet écoulement de matière puriforme a lieu huit jours après, quelquefois quinze, mais rare=

degré, il ne survient alors aucun écoulement, c'est ce qu'on appelle improprement *gonorrhée avortée*, ou mieux *gonorrhée sèche*. Ces accidens qu'on vient de décrire durent ordinairement huit à quinze jours, et vont en augmentant. Le malade sent des douleurs au périnée où les glandes de COWPER sont tuméfiées. Le membre viril éprouve une sensation de brûlure, le gland est resplandissant, il éprouve de la douleur à la fosse naviculaire lorsqu'on le touche. Il y a dysurie, l'urine forme un petit filet en sortant, et quelquefois se bifurque au milieu des douleurs les plus cuisantes : il y a même quelquefois ischurie (5).

Les organes voisins sont également affectés par la médorrhée, comme on l'expliquera plus bas. On remarque sur - tout le ténesme. A cette époque, le membre viril éprouve fréquemment la sensation d'une

---

ment, et quelquefois aussi vingt-quatre heures après les premiers symptômes de la gonorrhée virulente ; mais ceci arrive aussi rarement. HUNTER cite un cas où l'écoulement n'eut lieu que six semaines après. Mais on aime souvent à tromper en pareilles circonstances. Ce qu'il y a de certain, c'est que cet écoulement d'une matière puriforme, ne peut avoir lieu sans qu'une inflammation ait précédé auparavant.

(5) Symptôme qui désigne que l'inflammation s'est propagée jusqu'à la vessie.

corde , état qu'on nomme vulgairement *chaude - pisse cordée*; elle consiste dans une érection du membre viril, accompagnée de douleur et de courbure du même membre : ceci est un des symptômes les plus terribles. HUNTER dérive ces phénomènes de la lymphe coagulable qui remplit les corps caverneux de la verge. *Voyez* HUNTER *à l'endroit cité, page* 46. BELL le réfute par les raisons suivantes : 1°. parce que cet état de la verge, qu'on appelle corde, n'est pas permanent; et 2°. parce que cet état n'a pas de suppuration pour suite. A l'endroit cité, page 149 (6), « il croit que cette corde est un effet de l'irritation qui se fait sur les nerfs et les muscles de la verge. » Cependant la verge n'a pas de muscles qui puissent l'incliner d'une manière si violente. De plus on remarque çà et là une corde chronique, ce qui vient à l'appui de l'opinion de HUNTER ; dans ce cas, on sent une dureté au toucher le long de la verge , ce qui semble indiquer que les cellules des corps caverneux ont contracté des adhérences à divers endroits, que par-là ils ne peu-

___

(6) D'ailleurs on ne peut pas concevoir qu'il se fasse aussi promptement une sécrétion d'une matière puriforme , assez abondante pour remplir les corps caverneux de la verge ; en outre , l'autopsie anatomique ne nous y fait pas découvrir d'abscès.

vent plus recevoir de sang, et que de cette manière le sang étant répandu dans la verge d'une manière inégale, il en résulte nécessairement la courbure. *Voyez* LESNE, *supplément au traité de* Mr. PETIT, *sur les maladies chirurgicales.*

Ces accidens décroissent ensuite peu à peu, la sécrétion de cette matière puriforme devient plus abondante, elle s'épaissit, diminue peu à peu et se termine enfin dans l'intervalle de trois à six semaines. Si ce mal ne suit pas ce cours et qu'il dure au-delà de deux mois, DESSAULT le regarde alors comme chronique. *Voyez son journal de chirurgie, tome II, page* 273. Cette gonorrhée consiste uniquement dans un écoulement, et subsiste sans ardeur en urinant, sans érection ni dysurie.

Il arrive quelquefois, mais rarement, qu'il n'y a que le gland qui s'enflamme et qui fournisse la matière puriforme. On nomme cet accident *médorrhée externe.* SAUVAGE lui donne le nom de *fausse gonorrhée*, et ASTRUC celui de *stilicidium venereum.* Lorsqu'il n'y a que la surface externe du gland qui soit enflammée, on n'éprouve alors aucune ardeur de l'urine, on remarque une quantité de lymphe coagulable qui fait craindre l'adhérence du gland avec le prépuce.

Symptômes de la chaude-pisse chez les femmes.

La chaude-pisse a son siége chez les femmes, tantôt dans le vagin, *médorrhée vaginale*, tantôt dans l'urèthre, *médorrhée uréthrale*, et d'autres fois dans les deux endroits en même-temps, *médorrhée compliquée*. Les symptômes de ce mal sont moins violens et moins dangereux chez les femmes, cependant elles se plaignent davantage de douleurs à la région lombaire. Les autres organes voisins, comme la matrice et les ovaires, sont également affectés (7); il n'est pas rare que la matière puriforme découle du vagin vers l'anus, et y donne naissance à l'écoulement qu'on nomme *médorrhée intestinale*. Ceci peut survenir également chez les hommes et chez les femmes, par une infection immédiate.

Causes de la chaude-pisse.

Toute irritation peut devenir la cause de la blénorrhée (8); par conséquent, ce mal

---

(7) L'inflammation peut même se porter à la matrice, et y occasionner la métrite.

(8) J'ai connu une personne qui avoit la blénorrhée toutes les fois qu'elle prenoit des glaces pour se rafraîchir.

ne vient pas toujours d'une source vénérienne : c'est même ce qu'on voulut défendre de la blénorrhée contagieuse, appuyé sur les raisons suivantes : 1°. la blénorrhée fut connue avant que ne le fut la vérole (9); ou comme ASTRUC et BELL le prétendent, elle survint en Europe quarante ans après la vérole. 2°. La vérole est commune parmi le peuple Ecossois; BELL y trouva au contraire la blénorrhée très-rare. 3°. La vérole ne guérit pas d'elle-même, la blénorrhée au contraire guérit même sans mercure. 4°. La blénorrhée n'est pas suivie de vérole ; telles sont les opinions de LEFABRE, TODE, DUNCAN, BELL, J. P. FRANK ; voici les objections qu'opposent à cette opinion SWEDIAUR, HUNTER, RICHTER, BALDINGER, GIRTANNER et JOSEPH FRANK. 1°. Ils avouent que toute blénorrhée n'est pas toujours produite par la contagion vénérienne. 2°. Quoiqu'ils reconnoissent également que la blénorrhée est rarement suivie de la vérole, ils citent cependant des exemples où celle-ci est survenue. *Voyez la bibliothéque chirurgicale de* RICHTER, *vol. V, pages* 513 *et* 517. Par conséquent, cette raison ne prouve rien. 3°. La vérole et la blénorrhée n'ont qu'une et

____

(9) Au douzième siècle, le gouvernement anglais fit un édit par lequel il défendoit qu'on épousât une fille qui eut la chaude-pisse.

même source (10); c'est pourquoi nous croyons que toute blénorrhée contagieuse est produite par une contagion vénérienne, mais que le mal se borne tellement à la surface, que la contagion exerce rarement une action pénétrante sur l'excitabilité et l'organisme de tout le corps (11).

Pronostic et suites de la chaude-pisse.

L'inflammation du canal de l'urèthre partage les périls et les terminaisons de toute autre inflammation. BELL dit que tout s'agit de l'endroit qu'affecte l'inflammation pour en former un pronostic plus ou moins favorable. Plus cette inflammation est voisine de la vessie urinaire, plus la guérison en

______

(10) L'expérience journalière prouve que deux hommes qui auront commerce avec la même femme infectée, l'un en gagnera une chaude-pisse seulement et l'autre un chancre. De même on voit souvent une femme gagner à la fois la médorrhée et la vérole, à la suite d'un coït avec un homme infecté. Ainsi, la contagion de la gonorrhée virulente et celle de la vérole, semblent être la même.

(11) Des causes mécaniques peuvent également produire la blénorrhée, comme l'application grossière du catheter ; dans ce cas, elle n'est pas contagieuse. Elle peut également être produite par l'application d'un catheter, dont on a fait usage auparavant chez une personne infectée, et qu'on aura négligé de nettoyer comme il faut, avant de l'appliquer à une autre personne non infectée ; dans ce cas elle sera contagieuse.

devient épineuse, lente et difficile. *Voyez* BELL *à l'endroit cité, page* 179.

En général on parvient à obtenir la résolution, si le malade observe le régime convenable et que le traitement soit bien dirigé.

Cependant on n'est pas toujours assez heureux pour empêcher que la blénorrhée ne devienne chronique (12). Quelques médecins regardent cette blénorrhée comme non contagieuse. HUNTER soutient le contraire (13). Dans tous les cas, lorsqu'on est consulté dans la pratique sur cet objet, il faut user de beaucoup de prudence.

Il est encore à remarquer que la blénorrhée guérie, reparoît quelquefois sans cause vénérienne; par exemple, après s'être échauffé par des exercices trop violens et par le coït; (mais cette blénorrhée n'est pas contagieuse.)

Une des terminaisons les plus fréquentes de la blénorrhée, sur-tout pour ceux qui en

---

(12) Les praticiens observent que la médorrhée vaginale se change plus aisément en médorrhée chronique, ou en fleurs blanches chez les femmes que chez les hommes, à cause de la structure des parties plus délicate, et du retour des menstrues qui, à ce période, rend ces parties plus sensibles, et rappelle ainsi plus aisément l'écoulement de la médorrhée.

(13) On a beaucoup d'exemples où elle ne fut pas contagieuse.

ont été attaqués plusieurs fois, c'est le rétrécissement du canal de l'urèthre. Ceci
occasionne dans la suite beaucoup de difficulté d'uriner. On reconnoît cet obstacle en
introduisant une bougie dans le canal de
l'urèthre. Quelquefois il se forme un polype
dans ce même canal (14).

Il arrive quelquefois que la prostate s'enflamme pendant le cours de la blénorrhée,
d'où il peut résulter un endurcissement et
une suppuration, si cette inflammation ne
se termine pas par la résolution. Ceci s'entend également des vésicules séminales.
L'ischurie ou l'énurèse sont dans ce cas les
symptômes les plus ordinaires.

La blénorrhée se termine rarement en
ulcère du canal de l'urèthre. Mais on croyoit
autrefois que l'écoulement qui se fait pendant la blénorrhée fût toujours le produit
d'un ulcère. WILHEM et JOHN HUNTER ré-
futèrent cette opinion, et expliquèrent ce
phénomène par la sécrétion morbifique d'une
matière puriforme qui a lieu pendant l'inflammation (15). Cependant DESSAULT trou-

____

(14) Ce polype est analogue à celui qu'on trouve
dans l'esquinancie polypeuse.

(15) JOHN HUNTER ouvrit le canal de l'urèthre
d'un pendu qui avoit la chaude-pisse, il trouva le
canal de l'urèthre enflammé, pas d'ulcère et beaucoup de matière puriforme.

va des exulcérations et des cicatrices dans le canal de l'urèthre. *Voyez son journal de chirurgie, tome II, page* 279. Il me semble que comme l'expectoration d'une matière puriforme n'annonce pas pour cela qu'il y ait dans la péripneumonie un ulcère, quoique l'ulcère puisse en être la suite ; il en est de même de l'écoulemeut d'une matière puriforme qui se fait dans la blénorrhée sans qu'il y ait d'abscés dans le canal de l'urèthre, quoiqu'un ulcère puisse succéder à cette inflammation du canal du l'urèthre.

La gangrène suit quelquefois la blénorrhée, sur-tout lorsqu'elle est accompagnée du phimosis et du paraphimosis. Cette terminaison a rarement lieu sans ces accidens. Bertrandi observe que les corps caverneux de la verge se gangrènent quelquefois à la suite de la blénorrhée.

Cure de la chaude-pisse.

Le thérapeutique doit tendre à modérer et à dissiper l'inflammation du canal de l'urèthre. Lorsque le mal est récent, on obtient ce but par un traitement anti-phlogistique, et lorsqu'il est invétéré, par un plan curatif sthénique.

Méthode anti-phlogistique. Il faut avant tout recommander beaucoup de propreté, l'usage d'un suspensoir, le repos (16). Le malade doit éviter tout aiguillon vénérien, l'onanie, etc. Sa nourriture doit être tirée du règne végétal; on doit lui interdire l'usage du vin et du café. Il doit se borner à l'usage des limonades, du lait d'amandes, à une émulsion de gomme arabique.

Voici la manière de la prescrire :

> Prenez : gomme arabique, demi-once.
> Amandes douces mondées, n°. iij.
> Sucre blanc, deux gros.
>
> Triturez le tout dans un mortier, et ajoutez en agitant sans cesse : huile d'amandes récente, autant qu'il peut s'en allier avec la masse ; puis versez peu à peu huit onces d'eau. Passez.

On peut au lieu de cette émulsion arabique, faire usage d'une décoction d'une demi-once de racine de guimauve ou de mauve, qu'on fait bouillir dans une livre d'eau jusqu'à réduction d'une demi-livre. Ou d'une infusion d'une once de semences de lin dans neuf onces d'eau, ou d'autres adoucissans semblables (17).   Si

---

(16) L'exercice du corps pourroit attirer des suites fâcheuses. En exerçant le corps on l'incite davantage ainsi que l'urèthre qui en fait partie, l'inflammation augmente, se propage jusqu'à la vessie, et se termine aisément en gangrène.

(17) ALTHOF dit qu'il faut délayer l'urine par des boissons mucilagineuses, afin qu'elle ne devienne

Si l'irritation n'est pas très-violente et que
ette irritation n'entraîne pas tout le corps
n sympathie, alors on n'a pas besoin d'être
ussi sévère à l'égard du choix des alimens
t des boissons; mais dans le cas opposé,
n doit suivre strictement la méthode anti-
thénique. On prescrit de légers laxatifs qui ne
oivent pas être composés de sels neutres; on
pplique des sang-sues à l'anus ou au péri-
ée, mais non pas sur le membre viril; on
asse des lavemens. Quelques-uns conseil-
ent en cas de nécessité les saignées, mais
IUNTER dit avec raison que la fièvre ne
survient dans ce cas que par *consensus*.

Au contraire, si la blénorrhée aiguë est
asthénique, ce qui se rencontre particulièrement chez les sujets affoiblis, et lorsqu'à
ce mal viennent se joindre de violentes douleurs, des anxiétés, des insomnies, etc. et
sur-tout lorsque la chaude-pisse est cordée;
dans ces cas, BELL, RICHTER et ALTHOF
vantent l'usage de l'opium. *Voyez la bibliothéque chirurgicale de* RICHTER, *p.*
273. Je vis de grands avantages résulter des
clystères dans lequel l'opium entroit comme
ingrédient. Les médecins que l'on vient de

---

pas âcre et n'augmente par-là l'inflammation ; mais
à cet égard il faut tenir un juste milieu et ne pas
faire un usage de boissons trop copieuses, afin de ne
pas renouveller trop souvent les douleurs en pissant.

B

citer donnent également l'opium à l'intérieur; d'autres préfèrent le donner en lavemens. Par exemple,

> Prenez : thé fait avec demi-once de fleurs
> de chamomille romaine, une liv.
> Huile d'olive , deux onces.
> Jaune d'œuf, n°. j.
> Laudanum liquide , demi - drach.
> Mêlez. S. Pour trois lavemens.

Si on veut donner l'opium intérieurement,
on ajoutera un grain d'opium purifié en poudre , à l'émulsion arabique ou à la décoction de guimauve, etc. que nous avons citées
plus haut.

On obtient encore des effets merveilleux
de l'usage des bains tièdes. LEFABRE leur
donne également les mêmes éloges, sur-
tout dans la médorrhée vaginale, page 92.
*Voyez là-dessus la gazette medico-chirur-
gicale de Salzbourg* , 1790, *vol. II , p.* 200.

On traite la médorrhée vaginale aiguë,
comme la médorrhée uréthrale dans les deux
sexes , excepté que la première exige particulièrement l'usage des bains, et qu'à l'époque
de l'inflammation , les injections douces et
émollientes (faites, par exemple , d'une livre
de lait avec une once de mucilage de gomme
arabique) sont utiles : la femme doit retenir
ces injections pendant quelques temps. On
applique en même-temps des cataplasmes
émolliens sur les parties de la génération.

On obtient une guérison plus sûre et

plus prompte de la blénorrhée aiguë par la méthode dont on vient de faire mention, que par les injections. Il est certain que les injections sont nuisibles dans la sthénie locale, mais elles le sont également dans l'asthénie, parce que l'excès de sensibilité de la partie ne permet pas d'y ajouter la moindre irritation. Ainsi on ne peut pas prudemment se ranger de l'opinion d'ANDRÉ, de CRIBB et de BELL, qui conseillent l'usage des injections, même à l'époque de l'inflammation. Nous ne sommes pas non plus de l'avis de HUNTER, de SWEDIAUR et de GIRTANNER, qui font usage des injections au commencement de la blénorrhée, s'imaginant prévenir par-là le développement du mal. On est revenu de cet abus dans ces temps modernes, et on a trouvé juste l'observation, que cette pratique occasionnoit souvent une augmentation de l'inflammation ou l'épydidimite *Voy. les élémens de méd. prat. par* CULLEN, §. 1071 et 1076. L'immortel DESSAULT rejette les injections, et même celles que l'on appelle émollientes, prétendant avec raison qu'elles irritent. HECKER, METZGER et J. P. FRANK, sont du même sentiment; mais si la médorrhée est chronique, outre un régime nourrissant, le vin, l'exercice du corps modéré, le quinquina et les injections suivantes, rendent d'excellens services.   B 2

Prenez : eau distillée ou de rose , une livre.
      Alun , une drachme.
Mêlez ; pour injecter.

O U

Prenez : eau de rose , une livre.
      Acétite de plomb , un scrupule.

On peut, au lieu d'acétite de plomb, ou mieux avec le même , ajouter à cette mixture un demi-gros de teinture thébaïque.

Chez des sujets dont le système est peu irritable, on injecte avec la décoction suivante.

    Prenez : écorce de chêne, une once; faites-
        la bouillir dans douze onces
        d'eau jusqu'à réduction de huit
        onces.

Si ces remèdes sont insuffisans, on prescrira à peu près de la manière suivante :

    Prenez : eau de rose ou de fleurs d'orange ,
        six onces.
        Muriate de mercure corrosif, dou-
        ze grains.
        Mêlez , pour injecter.

On fait en même-temps usage des bains, et on peut donner aux malades les pillules suivantes :

    Prenez : extrait d'aconit.
        Baume du Pérou , de chaque , une
        drachme.
        Poudre de réglisse , quantité suffi-
        sante pour faire une masse de
        pillules. Faites des pillules de
        deux grains.
    Prenez deux pillules trois fois par jour.

J'ai vu cette maladie rebelle (qu'on appelle la croix des médecins) causée par la seule atonie des glandes muqueuses du canal de l'urèthre, sans aucune autre irritation, céder à l'usage de la teinture de cantharides administrée prudemment ; voici la méthode que j'ai vue employer avec succès et sans suites fâcheuses :

On commence par dix gouttes de teinture de cantharides dans une émulsion amygdale (18), trois ou quatre fois par jour ; on n'augmente la dose de cette teinture que d'une goutte à la fois, jusqu'à ce que le malade éprouve une envie plus fréquente d'uriner, accompagnée d'une douleur légèrement brûlante à l'extrémité du canal de l'urèthre ; cette ardeur de l'urine se fait sentir sur-tout à la première et dernière goutte d'urine. Lorsque ces symptômes paroissent, on suspend aussitôt l'usage de ce remède. Il succède bientôt un écoulement copieux d'une urine mêlée de mucosités, sans autre incommodité ni douleur. On réitère cette méthode plusieurs fois, suivant que le mal est plus ou moins opiniâtre. On soutient l'action de ce remède par un emplâtre vé-

---

(18) Pour faire une bonne émulsion saturée, on prend deux onces d'amandes sur seize onces d'eau. *Voyez l'art de formuler de* TROMSDORF, *traduit de l'Allemand par* DUTILLEUL, *médecin.*

sicatoire appliqué sur l'os *sacrum*, et on baigne ou on applique des compresses froides sur les parties de la génération. Pendant l'usage de ce remède, on fait prendre des émulsions d'amandes douces ou amères mondées, ou des décoctions mucilagineuses dans lesquelles on met un peu de camphre.

Quant au rétrécissement du canal de l'urèthre, on ne peut mieux recommander que l'introduction graduelle des bougies, l'usage des bains, et comme plusieurs médecins le veulent, l'onguent mercuriel.

On panse la suppuration des divers organes suivant les règles chirurgicales. *Voyez* Dessault *sur les maladies des voies urinaires.*

CHAPITRE II.

Testicule vénérien, épydidimite (inflammation de l'épydidime.)

Définition du testicule vénérien.

Lorsque la médorrhée est violente, il arrive souvent que l'inflammation se propage par sympathie à l'un ou à l'autre des testicules, mais particulièrement à l'épydidime : or, comme dans une inflammation violente du canal de l'urèthre, il y a ordinairement suppression d'écoulement, de-là vient qu'on dériva l'épydidimite de la suppression de l'écoulement produit par la médorrhée; mais ceci est faux. (19)

Symptômes du testicule vénérien.

Cette affection s'annonce communément par un empâtement mol du testicule gauche ou du testicule droit, ou plutôt de l'épydidime, qui deviennent sensibles au toucher. Le testicule semble comme composé de deux pièces. Le cordon des vaisseaux spermatiques est fréquemment affecté et gonflé. Le malade se plaint de douleurs du bas-ventre et des lombes, sur-tout lorsqu'il est dans une posture droite. Ces accidens s'aggravent pendant la nuit. L'anneau des muscles abdominaux comprime le cordon des vaisseaux spermatiques et les conduits déférens. Il survient météorisme, des nausées et le vomissement. Ce mal disparoît tout à coup

------

(19) L'épydidimite ne peut avoir lieu dans la médorrhée que dans le cas d'une inflammation violente du canal de l'urèthre : or, on sait que dans une inflammation violente toute sécrétion cesse : ainsi, on a tort d'attribuer l'épydidimite à une métastase d'une matière puriforme qui n'est pas encore produite : ainsi, on appelle improprement ce mal, *la chaude-pisse rentrée dans les bourses*, et conséquemment on a tort de vouloir rappeller l'écoulement par l'irritation qu'on cause en introduisant des bougies dans le canal de l'urèthre. Qu'on diminue la diathèse inflammatoire du canal de l'urèthre, et bientôt l'écoulement d'une matière puriforme aura lieu. De plus, on vit quelquefois l'épydidimite

ou passe d'un testicule à l'autre ; il attaque rarement les deux testicules à la fois.

Causes du testicule vénérien.

Quand l'épydidimite est d'origine vénérienne, elle est presque toujours causée par une inflammation violente du canal de l'urèthre ; le défaut de suspensoir, le coït, l'exercice du cheval, la marche, la danse, sont les causes les plus ordinaires qui donnent naissance à l'épydidimite pendant la médorrhée.

Pronostic du testicule vénérien.

L'épydidimite se résout ordinairement, si on la traite d'une manière convenable ; mais cet organe conserve une disposition à une nouvelle inflammation, même sans cause vénérienne (20). De même l'épydidime reste fréquemment un peu plus dur, surtout à sa partie inférieure. L'hydropisie de la tunique vaginale est une terminaison plus fréquente de cette maladie, au moins Bell dit l'avoir observée très-souvent. *Voyez son ouvrage précité, vol. I, page 343.* Elle ne renferme pas toujours de l'eau, mais souvent

---

précéder la médorrhée, ou survenir long-temps après que celle-ci fut dissipée. On ne doit donc pas la regarder comme une métastase.

(20) Dès que la douleur et le gonflement ont disparu, le malade peut se lever ; mais il évitera la danse, l'exercice du cheval ou la marche trop violente, et sur-tout il aura soin de se servir toute sa vie d'un suspensoir, afin de ne pas rappeller tous les symptômes.

une matière puriforme et même du sang. Girtanner *à l'endroit cité, vol. I, p.* 155.

La suppuration est une terminaison plus rare de l'épydidimite, cependant Lefabre en rapporte des exemples dans son ouvrage cité plus haut, p. 101. Hunter observe que dans ce cas le pus n'est pas contagieux. p. 48.

La gangrène est une terminaison de l'épydidimite plus rare que la suppuration. Lefabre l'attribue à la pression mécanique de l'anneau abdominal sur les vaisseaux qui se distribuent aux testicules.

L'endurcissement est la terminaison la plus fréquente de l'épydidimite ; cependant il n'est pas squirrheux, puisqu'il ne dégénère jamais en carcinome. Tout ce qu'il peut y avoir de plus fâcheux, c'est la perte de la faculté d'engendrer. Bell, *p.* 359. Cet endurcissement est quelquefois accompagné d'une diminution du volume du testicule.

Cure du testicule vénérien.

Dans un mal récent, le repos, la position horizontale sont absolument nécessaires, et il faut que le testicule soit convenablement soutenu. Si le mal est accompagné d'une irritation plus violente, on peut suivre le conseil de Monro, qui dit d'ouvrir une veine dans ce cas. Monro's *observ. vol. II, sec.* 6e. *p.* 238. Mais souvent l'application de 10 à 12 sang-sues recommandée par Hunter et Bell.

B 5

au périnée ou au scrotum, suffisent pour procurer un prompt soulagement.

Mais le principal de tous les remèdes, c'est d'appliquer sur le scrotum des compresses froides, même à la glace, trempées dans une solution d'acétite de plomb. Par exemple,

> Prenez : acétite de plomb , demi-drachme.
> Vinaigre de vin , une once.
> Eau de fontaine distillée , une livre.
> Il faut renouveller souvent cette compresse froide.

Les docteurs SIMMONS, FRANK, AIKING, etc. ont retiré les plus grands avantages de l'usage des compresses froides trempées dans cette mixture. Il est étonnant qu'après des effets aussi merveilleux que l'on obtient par l'usage des compresses froides, BELL reste fidèlement attaché à la méthode d'ASTRUC, et recommande encore des fomentations chaudes. *Voy. son ouvrage , p.* 350.

Outre les remèdes mentionnés, on emploie encore les purgatifs ; par exemple, six drachmes de sulfate de soude dans une liv. d'eau : de plus, il faut observer une diète austère et tenir le corps en repos.

Mais si l'inflammation n'est plus récente et qu'elle soit ancienne, si la tumeur et les douleurs sont considérables, on se restreint aux fomentations et cataplasmes chauds, qu'on appelle émolliens; dans ces cas on conseille les bains, les clystères anodins. *V.* SWEDIAUR. BELL ne néglige pas non plus l'usage des narcotiques à l'intérieur. *V. son ouv. vol. I , p.* 355, *et ce manul , p.* 25 *et* 26 *, et la note* 36 *, p.* 48. BERTRANDI recommande des frictions sur la partie intérieure des cuisses avec l'onguent mercuriel, ou bien il recouvre le scrotum d'un emplâtre mercuriel.

Lorsque la suppuration survient dans l'épydidimite, il faut la traiter de même que les suppurations ordinaires, et sans craindre rien de vérolique, provoquer la maturité de l'abcès; par exemple, par des cataplasmes faits avec de la mie de pain blanc, du lait, un peu de safran, etc. L'abcès étant mûr, il faut l'ouvrir, et l'on ne doit entreprendre la castration qu'à la dernière extrémité. Il ne faut pas se hâter d'entreprendre l'opéraration de l'hydrocèle par l'incision ou le séton (21) ; cependant la gangrène y survient quelquefois. J. P. FRANK vit survenir des convulsions et l'inflammation à la suite de la ponction du testicule faite avec le troicar, par un chirurgien mal-adroit.

Dans l'endurcissement des testicules, on

---

(21) Dans la tunique vaginale du testicule on trouve souvent du pus, une matière puriforme, et même souvent du sang au lieu d'eau. HUNTER , *on the venereal disease.*

se sert d'un suspensoir, de bains, sur-tout de ceux d'eau de mer. Bell, *à l'endroit précité page* 356. On fait aussi usage de l'onguent mercuriel (22); on donne à l'intérieur les pillules suivantes.

Prenez : extrait d'aconit.
— de ciguë, de chaque, un gros.
Muriate de mercure doux, 1 scrup.
Faites de cette masse des pillules de deux grains, suivant les règles de l'art.
On prend trois pillules matin et soir.

En outre, on se sert de la décoction suivante.

Prenez : racine de salsepareille, 2 onces.
Écorce de la racine de mezereum, (garou) 1 gros et demi.
Faites bouillir le tout dans trois livres d'eau de fontaine, jusqu'à réduction de deux liv.
Passez.
Ajoutez à la colature :
Syrop d'althæa, une once.
On en fait prendre quatre ou cinq demi-tasses par jour.

Bell et Hunter recommandent les vomitifs. Ce dernier fait aussi usage de vapeurs aromatiques, et dit que l'électricité lui a été avantageuse dans quelques cas. *Voyez* Hunter, *à l'endroit cité, page* 97 (23). Swieten loue dans l'endurcisse-

---

(22) Mais il est souvent inutile pendant l'inflammation.

(23) Comme nous avons dit que cet organe conserve toujours une tendance à l'inflammation après

ment du testicule sans douleur, une once d'yeux d'écrevisse dans une livre de vin, dont on prend quatre cuillerées matin et soir. SWEDIAUR soutient en avoir obtenu de bons effets. *Voyez son ouvrage cité.*

Enfin, la méthode qui enseigne que dans le testicule vénérien il faut rappeller la médorrhée par l'irritation des bougies, ou s'exposer de rechef à l'infection, mérite d'être rejetée. Il est étonnant que BELL soit le premier qui l'ait proposée. *Voyez son ouvrage cité, vol. IV, page* 261.

CHAPITRE III.

DU BUBON. (POULAIN.)

Définition du bubon.

ON appelle *bubons* « toute tumeur des » glandes conglobées ou lymphatiques, ac» compagnée d'inflammation et d'une ten» dance à la suppuration. » Le bubon vénérien, ainsi nommé, est l'état dont nous venons de faire mention des glandes des aînes, produit par l'absorption du virus vénérien.

la guérison, je craindrois malgré ce que dit HUNTER, de faire usage de l'électricité, qui ne peut que causer une forte irritation, faire craindre le retour d'une nouvelle inflammation, de la suppuration, et peut-être même de la gangrène.

Il est à remarquer qu'il existe un double rang de glandes inguinales; savoir : les supérieures et les inférieures. Il survient quelquefois dans les glandes des aînes inférieures, un bubon qui est dû à une cause qui existe dans les extrémités inférieures, et cette cause n'est pas vénérienne (24). Chez beaucoup de personnes, ces deux rangs de glandes des aînes ont communication entr'elles; chez d'autres personnes elles ne se communiquent pas entr'elles. *Voyez* Swediaur.

Division du bubon.

Il suit de ce qu'on vient de dire, qu'on doit diviser le bubon, 1°. *en bubon simple non vénérien ;* 2°. *en bubon vénérien ;* d'autres le divisent aussi *en bubon idiopathique* et *en bubon symptomatique.*

Symptômes du bubon.

On reconnoît le bubon à une tension de la région des aînes de l'un ou l'autre côté, ou des deux côtés à la fois. La glande tuméfiée, composée souvent de plusieurs petites glandes, éprouve de la douleur lorsqu'on y porte la main. Peu de temps après, le bubon devient érysipélateux, le volume de la tumeur augmente, le tissu cellulaire

---

(24) Une plaie, un calcul dans le soulier, suffisent pour engendrer un bubon.

qui l'environne, fait éprouver une sensation de brûlure, et il y a tension. Le malade ressent de la douleur et de la gêne en marchant. La grosseur du bubon varie beaucoup, il est souvent rond, quelquefois oblong et pointu ; quelques-uns sont de la grosseur d'un œuf de pigeon, et d'autres sont gros comme le poing et même au-delà. La tumeur est d'abord dure et rénitente (25) ; mais vers la fin elle ramollit et présente une fluctuation sensible au toucher.

Causes du bubon.

Le bubon vénérien est ordinairement causé par un chancre ou la médorrhée des parties de la génération de l'homme ou de la femme. On voit le bubon s'engendrer par l'application de la pierre infernale (nitrate d'argent fondu.) On a cependant des exemples de bubons qui n'ont pas été précédés par un mal local. FALLOPIUS *de morbo Gall.* p. 90. BERTRANDI, *opus. lib. VIII,* p. 43 *et* 44. BELL, *system of the surgery,* vol. *IV,* p. 264, et plusieurs autres médecins célèbres, ont vu survenir le bubon sans qu'aucun mal local, au moins qui fut sensible, ait précédé auparavant (26). La vérole ne suc-

----

(25) Il faut prendre garde de prendre une hernie pour un bubon.

(26) Ainsi on pourroit regarder ces bubons comme idiopathiques, et expliquer leur origine par la

cède pas toujours au bubon , et il est même rare qu'elle survienne à sa suite. Les bubons s'engendrent rarement ou jamais comme symptôme de la vérole ; au moins ni Simmons, ni Frank, ni Swediaur, etc. ne virent-ils jamais un bubon semblable.

Pronostic du bubon.

Une méthode convenable opère ordinairement la résolution du bubon, sur-tout s'il ne fait que commencer à se manifester. On obtient cette résolution sans encourir le moindre péril de vérole ; mais si on néglige de traiter le bubon ou que la méthode curative ne soit pas convenable, le bubon passe souvent en suppuration. On observe que le bubon abcédé qui ne fournit pas un pus de bonne qualité, excite souvent par sa matière ichoreuse et corrodente, des hémorrhagies dangereuses et la gangrène. Cirillo observa la même chose (27). L'endurcissement est quelquefois une suite du bubon.

---

résorption du virus vénérien , faite par les vaisseaux lymphatiques immédiatement après son application , sans avoir produit aucun effet local par où il a été introduit. (Phénomène qu'on doit regarder comme très-rare.)

(27) C'est ce qui arrive ordinairement , lorsqu'on préfère d'ouvrir les abcès par les caustiques plutôt que par le bistouri. L'ustion qui résulte de l'application des caustiques cause souvent des ulcères de mauvaise qualité , qui ont des suites fâcheuses.

Cure du bubon.

Il faut avant tout avoir égard à la cause du bubon. Quant à la méthode curative du bubon vénérien, on suit le même traitement que celui qu'on a indiqué dans le chapitre précédent, pour la cure du testicule vénérien. Au commencement de l'apparition du bubon, le froid rend les meilleurs services. (*Voy.* p. 34.) Telle est la méthode de SIMMONS, de DUFOUART, de FRANK, etc. Quelques médecins recommandent l'usage des frictions mercurielles sur la partie interne de la cuisse. FRITZE, *handbuch über die venerischen krankheiten ;* mais BRANDILLA, SIMMONS, FRANK et SWEDIAUR n'en ont jamais vu résulter de bons effets. Si le bubon ne paroît pas vouloir se résoudre, que les parties deviennent plutôt édémateuses, si le sujet est cachectique, on appliquera sur le bubon le liniment volatil composé de la manière suivante.

> Prenez : fine huile d'olive, une once.
> Alcali volatil fluor, (ammoniaque étendu d'eau) 2 gros.
> Camphre, 2 scrupules.
> Mêlez. Faites un liniment.

Ou bien on peut se servir de l'onguent d'althæa camphré, qu'on applique sur le bubon. On parvient de cette manière à obtenir la résolution du bubon : ou si ces moyens ne suffisent pas, le bubon suppure. On provoque cette suppuration en appliquant des cataplasmes et des fomentations sur le bubon. On se sert ordinairement pour cette fin, de cataplasmes faits avec de la mie de pain blanc, du lait et un peu de bon safran, qu'on applique tièdes sur le bubon et qu'on renouvelle assez souvent afin qu'ils ne refroidissent pas. Si cette suppuration se fait très-lentement, il suffit souvent de dissoudre de la gomme ammoniaque dans le vinaigre de scille, qu'on applique en forme de bouillie. La formule suivante produit également de bons effets.

Prenez : farine de seigle, 4 onces.
Vinaigre de vin, 2 gros.
Gomme galbanum dissoute dans un jaune d'œuf, une once.
Eau tiède, autant qu'il en faut pour faire un cataplasme.

Ajoutez à la fin :

Huile de lin, une once.

On peut, au lieu de cataplasmes, appliquer pendant la nuit un emplâtre de diachilon gommé.

Si le sujet est foible, une bonne nourriture, le vin, le quinquina (28), un peu d'exer-

---

(28) Par exemple, en décoction,
Prenez : kina pilé grossièrement, 6 drachmes.
Faites bouillir dans 12 onces d'eau jus-

cice du corps provoquent et rendent la suppuration plus bénigne.

Lorsqu'on apperçoit une fluctuation sensible et un point proéminent du bubon, on
en fait l'ouverture avec le bistouri. Quelques
chirurgiens se servent des caustiques, mais
l'action de ceux-ci est moins prompte que
celle du bistouri; l'impression urente qui
résulte de l'application des caustiques excite des douleurs et une phlogose étendue,
qui donne souvent lieu à des ulcères de mauvaise qualité et à la gangrène.

On gagne peu d'attendre jusqu'à ce que
l'abcès s'ouvre de lui-même, ceci ne se fait
que très-lentement, et souvent l'ouverture
est si petite que le pus ne peut en découler
d'une manière convenable, et qu'il forme
par conséquent des sinuosités audessous de
l'abcès. Lorsque l'abcès est ouvert, on le
panse avec l'onguent basilic ou avec de la
charpie sèche. Si l'écoulement du pus se fait
lentement, on ajoute à l'onguent basilic un
peu de précipité rouge, (oxide de mercure

---

qu'à la réduction de huit, puis coulez.
Ensuite ajoutez :
Eau de canelle spiritueuse.
Syrop d'écorce d'orange, de chaque
une once.
Mêlez. Faites-en prendre deux cuillerées de
temps en temps.

rouge par l'acide nitrique.) Si les bords de l'ulcère sont calleux, on les touche avec la pierre infernale, (nitrate d'argent fondu.) Dans ce cas il est prudent de donner quelques grains de mercure (29). La diète doit être sthénique.

Lorsque le bubon ouvert tend à la guérison, qu'il en approche et qu'il est pur, alors on le panse simplement avec de la charpie sèche.

S'il reste un endurcissement après la guérison du bubon, on suit la même méthode que celle qu'on a indiquée plus haut, en parlant de l'endurcissement du testicule vénérien. *Voy. le chap. précéd.*

CHAPITRE IV.

DU PHIMOSIS ET PARAPHIMOSIS.

Définition du phimosis.

LE phimosis est une contraction du prépuce qui empêche qu'on ne puisse le ramener audessous du gland.

---

(29) Car lorsque les bords sont calleux, et surtout si un chancre a précédé auparavant, on présume que l'infection vérolique générale affecte l'organisme, et la précaution exige alors de recourir à l'usage du mercure. *Voy. plus bas au chapitre de la vérole.*

Division du phimosis.

On divise le phimosis en *phimosis de naissance* et en *phimosis accidentel.* Ce dernier n'est pas toujours dû à des causes vénériennes et peut être produit par la variole, un coït violent (3o), etc. Nous divisons le phimose en celui dont la cause réside dans le prépuce lui-même, et en celui dont la cause est dans le gland. Il y a inflammation dans l'un et l'autre. Cette inflammation du gland ou du prépuce est ordinairement produite par le virus de la médorrhée ou par le chancre. Il se fait çà et là dans la duplicature du prépuce, un amas d'un fluide concrescible. Il n'est pas rare de voir des vésicules se former autour de l'ouverture du prépuce, qui obstruent l'issue du canal de l'urèthre.

Suites du phimosis.

Si on ne peut pas réussir à obtenir la résolution du phimosis, il peut en résulter une adhérence du prépuce avec le gland, quelquefois même la gangrène survient.

Cure du Phimosis.

La méthode curative du phimosis doit se

(3o) L'homme, par exemple, qui exerce le coït avec une femme dont le vagin est étroit, fait des efforts, d'où il résulte facilement une inflammation du gland et du prépuce.

régler d'après les causes qui l'ont produit (31). Lorsque l'inflammation est récente, on retire beaucoup d'avantages d'une dissolution d'acétite de plomb dans l'eau froide (32); mais si l'inflammation est un peu ancienne, que la tumeur du prépuce soit plus considérable et presque phlegmoneuse, alors on se restreint à l'usage des cataplasmes de mie de pain blanc avec le lait, et de chaudes flanelles imprégnées d'eau de lin. On fait baigner le prépuce dans du lait tiède, ou on fait descendre le malade dans un bain tiède. Il faut dans tous les cas faire ensorte d'empêcher l'adhérence, et faire fréquemment pour cette fin des injections adoucissantes entre le prépuce et le gland. Lorsque l'inflammation du prépuce est œdémateuse, une dissolution d'alun rend quelquefois d'excellens services (33). Si le mal parvient à un haut degré de violence, quelquesuns ont proposé l'opération du phimosis et d'autres l'ont rejetée. On compte parmi les premiers, SCARPA et TODE, et parmi les

---

(31) S'il est causé par la blénorrhée, tout le traitement ne sera pas le même que celui qui sera causé par les chancres.

(32) Par exemple, un scrupule d'acétite de plomb dans dix onces d'eau. On baigne la verge dans cette dissolution, ou bien l'on applique sur le prépuce des compresses froides imbibées de cette dissolution.

(33) Une drachme d'alun dans une livre d'eau.

derniers, SWEDIAUR, BELL et GIRTANNER. Nous n'hésiterions pas de l'entreprendre toutes les fois que les remèdes qu'on a cités jusqu'ici auront été inutiles, et lorsque nous seront convaincus de la présence d'ulcères de mauvaise qualité du gland ou de condylomes.

Définition du paraphimosis.

Le paraphimosis est une contraction du prépuce audessous du gland, qui y forme un étranglement au point qu'il ne permet pas de le rehausser pour recouvrir le gland. Le paraphimosis ou l'inflammation du gland est ordinairement causé par l'irritation de la médorrhée ou par les chancres. Le paraphimosis peut encore être produit, lorsque dans le phimosis on ramène le prépuce avec violence vers la couronne du gland (34). Le prépuce court et l'onanie sont encore des causes prédisposantes à ce mal.

Le prépuce et le gland sont bientôt frappés de gangrène, si on ne remédie promptement à ce mal.

Cure du paraphimosis.

Tous les chirurgiens conseillent de baigner

---

(34) Ce phénomène maladif peut encore avoir lieu par l'application desescharotiques, et lorsqu'il y a plusieurs chancres.

la verge dans l'eau froide (35), jusqu'à ce que le volume du gland diminue et qu'on puisse le recouvrir du prépuce. Pour obtenir ce but dans les cas difficiles, on remplit la main de glace subtilement concassée, on tient de cette main la verge du malade relevée contre le ventre pendant quelque temps, puis on applique le pouce de la main droite sur le gland, en le comprimant et en faisant en même-temps de la main gauche un mouvement de bas en haut, afin de relever le prépuce et d'en recouvrir le gland. Cette pratique réussit ordinairement dans des cas semblables. Si le mal est plus spasmodique, SWEDIAUR recommande l'opium (36). Ce n'est que dans les cas les plus pressans que l'opération chirurgicale devient nécessaire : cependant, RICHTER prétend qu'elle ne sert de rien. *Voy. sa bibliothéque chirurgicale, vol. XII, page* 458.

Enfin il ne faut pas omettre une complication du phimosis avec le paraphimosis dont parle

---

(35) Je ne vois pas pourquoi on devroit rejeter l'addition d'un peu d'acétite de plomb.

(36) Par exemple, 30 à 40 gouttes de laudanum. Ou faites une masse de pillules de 4 grains d'opium purifié en poudre, avec la conserve de rose et de l'eau que vous diviserez en huit pillules égales, dont on fera prendre une ou deux pillules le soir, suivant l'urgence du cas.

parle HUNTER. Dans le phimosis, les chancres causent çà et là des érosions du prépuce qui pénètrent et percent sa substance, au point que le gland sort au dehors. Il faut dans ce cas faire en sorte de remettre le gland à sa place, ou de faire l'excision des parties supérieures du prépuce.

CHAPITRE V.

DE L'ULCÈRE VÉNÉRIEN CHANCREUX PRIMAIRE (37).

Définition du chancre.

ON donne le nom de chancre à un ulcère vénérien de diverse étendue, dont le signe caractéristique consiste dans la callosité de ses bords et leur apparence lardacée. Il se manifeste à l'endroit sur lequel le virus vénérien a exercé son action.

---

(37) Il y a deux espèces de chancres vénériens, dont l'un est primaire et l'autre secondaire. Le chancre primaire est celui qui survient sur la partie qui a reçu immédiatement la contagion vérolique. Le chancre secondaire est celui qui survient sur différentes parties du corps qui n'ont pas reçu immédiatement le virus vénérien. Ce dernier est un symptôme de la vérole confirmée.

C

Distinction du chancre.

Il faut distinguer le chancre des ulcéres ou excoriations du gland, qui surviennent fréquemment lorsqu'on a commerce avec des femmes qui ont des fleurs blanches âcres, ou dont les règles sont de la même qualité ; sur-tout lorsqu'on en approche pendant que leurs règles coulent, ou peu de temps avant leur retour périodique. Il survient aussi de semblables excoriations du gland à ceux qui n'ont pas connu de femmes, mais chez qui l'humeur des glandes sébacées est très-âcre et s'amasse audessous du prépuce, faute de faire des lotions fréquentes (38). Ces excoriations sont aisées à distinguer des chancres vénériens, parce qu'elles sont très-superficielles et qu'elles s'étendent sur une grande partie du gland d'une manière irrégulière : d'ailleurs la base n'en est pas calleuse ; elles se dissipent communément sans remède : il suffit de les laver avec du vin chaud ou avec une infusion vulnéraire, dans laquelle on ajoutera quelques gouttes d'acétite de plomb et un peu d'eau-de-vie. L'onguent citrin mêlé avec parties égales de sain-

____

(38) Les hommes ainsi que les femmes ne doivent pas négliger d'entretenir la propreté des parties de la génération.

doux est très-utile dans ce cas. Quelquefois cependant ces moyens ne réussissent pas, et il est nécessaire de laisser le gland découvert, afin que l'épiderme puisse reprendre la consistance qui lui est naturelle.

Il survient aussi quelquefois sur les mêmes parties des ulcères qui suppurent; par exemple, à la suite d'un coït violent exercé avec une femme dont le vagin est étroit, et qui a causé une inflammation des parties de la génération, à la suite des blessures et par d'autres causes connues. En général les caractères suivans feront reconnoître les ulcères vénériens ou chancres vénériens, des autres ulcères qui ne sont pas d'origine vénérienne.

1°. Les bords des ulcères vénériens sont réguliers dès le commencement et calleux. 2°. Ils guérissent par le fond, c'est-à-dire, par le milieu et non par les bords comme les autres ulcères. *Voy*. SWEDIAUR. 3°. Ils ne se cicatrisent que par la réproduction de la peau et non pas par la régénération de la substance charnue, en sorte que l'ulcère laisse une petite dépression après la guérison (39).

---

(39) Plusieurs praticiens distingués prétendent que cette cavité se remplit peu à peu chez les sujets qui n'ont pas trente ans, mais que passé cet âge, la dépression reste.

Il faut sur-tout distinguer l'ulcère vénérien primaire de l'ulcère vénérien secondaire. C'est en faisant une attention exacte à la manière avec laquelle les chancres ont pris naissance, qu'on parviendra à faire cette distinction. *Voy. la note* 37.

Il y a plus de difficulté de distinguer l'ulcère vénérien de l'ulcère cancereux ; cependant, ce dernier a une étendue plus irrégulière. L'ulcère vénérien fait des progrès plus rapides et la suppuration en est moins vive.

Symptómes du chancre.

Le chancre survient vers le troisième ou le quatrième jour après avoir eu commerce avec une personne infectée. Il se fait sentir d'abord par une espèce de chaleur et de démangeaison qu'éprouvent les parties de la génération. En examinant comme il faut, on voit un ou plusieurs points d'un rouge foncé, qui ont une pustule blanche au milieu (40). Bientôt cette pustule s'ouvre, et il en découle une petite quantité de matière ichoreuse qui donne à l'ulcère une apparence lardacée. L'érosion accroit et étend l'ulcère ; il acquiert en même-temps de la profondeur, et les bords en sont calleux dès le

––––––––––––––––––––––

(40) Dans le principe, on ne peut guères appercevoir cette pustule qu'au microscope.

commencement. Le fond du chancre se remplit de pus. Le pus qui en sort produit des ulcères semblables sur les parties voisines qui en sont susceptibles, ou bien il fait naître des condylomes et autres excroissances chez les personnes mal propres.

Il survient souvent des bubons du côté où le chancre est situé ; mais lorsque le chancre affecte le frein, des bubons se manifestent des deux côtés.

Le chancre a son siége chez les hommes sur la duplicature interne du prépuce, sur la partie postérieure ou les parties latérales du gland, et sur-tout au frein ou près du frein. Ils environnent quelquefois circulairement la couronne du gland, et d'autres fois ils siégent même à l'extrémité du canal de l'urèthre.

Mais chez les femmes les chancres attaquent fréquemment la surface interne des grandes lèvres, très-communément les caroncules myrtiformes, les nymphes, le clitoris, quelquefois l'extrémité de l'urèthre près des lacunes de graaf, l'entrée du vagin, le vagin lui-même et même la matrice. On a parlé plus-haut, p. 10 et 11, des autres organes que le chancre vénérien primaire peut affecter, ainsi que de la manière par laquelle il peut les attaquer.

Pronostic du chancre.

Le chancre ne guérit jamais, ou très-rarement, de lui-même. On a à craindre chaque fois qu'il ne produise la vérole confirmée. Lefabre et autres croyent qu'un bubon en suppuration éloigne ce danger (41); mais rien n'est plus faux. Les chancres dont les suites peuvent être les plus dangereuses pour les hommes, sont particulièrement ceux qui sont situés au frein (42). Cependant on remarque également de terribles dévastations que les ulcères vénériens causent chez les femmes (43).

Pour ce qui regarde même les ulcères vénériens locaux, le plus ou moins de danger d'absorption du virus vénérien dépend de la constitution du sujet, de l'étendue et de la durée du mal. Cependant plusieurs médecins très-versés dans ce genre de maladie, observent que plus la dévastation locale est grande, moins la vérole confirmée est à craindre.

---

(41) Ils s'imaginent que tout le virus vénérien s'évacue.

(42) La matière ichoreuse du chancre situé sur le frein, corrode le canal de l'urèthre, le perfore, et livre ainsi un passage à l'urine.

(43) En s'étendant dans le vagin, à l'anus, à la vessie urinaire, à la matrice; les chancres excorient toutes ces parties et y causent de terribles ravages.

Cure du chancre.

Le but du traitement du chancre vénérien primaire consiste à le détruire, ou du moins à le convertir en ulcère qui n'est pas de nature vénérienne. Ce seroit peut-être le lieu ici de faire naître la question, s'il est plu-avantageux de détruire la partie sur laquelle le virus vénérien est déposé le plus promptement possible, afin de prévenir l'absorption ou d'en modérer les effets ; ou bien si l'on ne doit pas préférer d'entretenir une suppuration comme on a coutume de le faire dans la morsure du chien enragé, afin de prévenir l'absorption du virus hydrophobique.

En général l'expérience est en faveur de l'affirmative de la première question; c'est-à-dire, qu'on doit détruire le chancre le plus promptement possible. Ainsi, HUNTER ayant un chancre très-étendu à traiter, sur lequel il ne pouvoit appliquer les escharotiques, l'enleva en entier par le moyen de l'incision, et l'ulcère s'est facilement guéri. Dans de pareils cas il n'y a point de moyen plus prompt et plus sûr d'empêcher l'affection générale de se manifester. Ce sont sur-tout les chancres semblables qui ont leur siége sur le frein ou sur la couronne du gland, qu'il faut se hâter de guérir. C'est pourquoi quand le chancre est petit, légérement enflammé et récent, on le touche légérement plusieurs fois avec la pierre infernale (44) ; mais on ne le doit toucher que par intervalles (45) : on le panse ensuite avec de la charpie sèche (46) (47).

Si on craint un excès d'irritation, on applique des compresses froides sur les parties voisines. Quand le chancre est étendu, mais sans être accompagné d'une inflammation bien considérable, on se sert avec avantage de l'onguent suivant.

Prenez : onguent basilic, 2 gros.
      Oxide de mercure rouge par l'acide nitrique, 2 scrupules.
Mêlez le tout exactement.

---

(44) Dans ce cas, l'on peut aussi employer avec avantage la pierre à cautère (potasse fondue.)

(45) Par exemple, une fois toutes les vingt-quatre heures, sans quoi il se formeroit un ulcère de mauvaise qualité et l'inflammation s'étendroit au loin.

(46) Si la charpie étoit humide elle s'imprégneroit de la pierre infernale, qui, en se communiquant aux parties contiguës, y causeroit l'inflammation.

(47) Quoiqu'on parvienne souvent à prévenir l'absorption du virus vénérien et à empêcher par-là le développement de la maladie vénérienne en brûlant un chancre récent par les caustiques aux premiers indices qu'il donne, on a cependant des exemples où malgré ces moyens, les symtômes de la vérole vinrent à se manifester, mais avec moins de violence. Ainsi il est plus sûr d'administrer le mercure à l'intérieur ou en frictions pendant quelque temps, afin de mettre la constitution du sujet tout à fait à l'abri de l'infection générale vénérienne. *Voy. la cure de la vérole au chapitre suivant.*

(57)

D'autres se servent aussi avec avantage d'une solution de la pierre à cautère.

Prenez : eau distillée , 6 onces.
Pierre à cautère , demi-gros.
Mêlez. Pour l'usage externe.

Quand le chancre est très-enflammé et le mal récent, on se sert d'une dissolution d'un scrupule d'acétite de plomb dans huit onces d'eau pour faire des bains ou fomentations sur la partie affectée; mais si l'inflammation violente est ancienne, dans ce cas on fait usage de bains, fomentations et cataplasmes émolliens (48).

Quand la base du chancre est pure, lorsque les bords en sont mous et que leur apparence lardacée a disparu, on le panse avec de la charpie sèche, ou mieux encore avec une dissolution d'acétite de plomb ou d'alun; et si on y remarque encore quelque chose de sordide , avec l'eau phagédénique. (49)

Lorsque les femmes sont affectées de chancre dans le vagin , il est nécessaire outre le traitement que nous venons d'indiquer pour

---

(48) On se sert à cet effet de lait , de racine de mauve , de guimauve , etc. dont on fait des décoctions.

(49) Prenez : muriate de mercure corrosif, 4 gr.
Muriate d'ammon. un demi-scrup.
Eau distillée , 4 onces.
Dissolvez et filtrez. S. Pour l'usage externe.

ces maux, de faire des injections fréquentes dans le vagin. (*Voy. pag.* 26, 27 *et* 28.)

Si les ulcères s'étendent dans le vagin et donnent lieu de craindre le rétrécissement de ce canal, on y introduira de la charpie.

HUNTER croit que les nouveaux chancres survenus après qu'un chancre paroît guéri, ne sont pas vénériens. On regarde le chancre comme guéri, lorsque sa surface divient vermeille, que sa base s'amollit et que la peau commence à renaître.

CHAPITRE VI.

DE LA VÉROLE (LUES.)

Développement de la maladie vénérienne.

LOrsque les maux vénériens locaux qu'on vient de citer, et sur-tout le chancre, doivent être suivis d'une infection générale (de la vérole.) Le temps où elle survient est incertain ; mais ordinairement ceci a lieu six semaines après ; cependant souvent plutôt et quelquefois plus tard, et communément dans l'intervalle d'un à trois mois. Que l'on fasse attention, et on verra que l'infection vénérienne générale, avant qu'elle n'affecte une forme extérieure, s'annonce ordinairement par le visage pâle et déformé, par un état de foiblesse et de langueur, par des douleurs passagéres dans la tête et dans les membres, par l'agitation, les insomnies, les sueurs du matin, et tantôt par des symptômes d'une fièvre intermittente. Enfin la vérole confirmée se déclare.

Symptómes de la vérole.

La maladie générale que l'on connoît sous le nom de vérole, se déclare en affectant les organes suivans :

1°. Le système cutané.

a. Par des éruptions de la peau. (impétigines.)
b. Par des condylomes.
c. Par des ulcères secondaires.
d. Par l'inflammation.

2°. Le système osseux.

a. Par des douleurs ostéocopes.
b. Par des exostoses.
c. Par la carie.

3°. Le système glanduleux.

a. Par l'inflammation des glandes.
b. Par divers endurcissemens des glandes.

L'éruption cutanée vénérienne paroît sous des formes diverses : elle se manifeste ordinairement par des taches brunes et cuivrées, lesquelles sont tantôt élevées et d'autres fois de niveau avec la peau (50). Ces taches sont rarement plus grandes qu'une pièce de quinze sols. Ces éruptions n'occasionnent pas de démangeaison.

L'exanthême syphillitique se manifeste aussi quelquefois sous la forme de gale ; d'autrefois sous la forme de rhagades (crevasses), d'alopécie (51) (chute des cheveux), de teigne (52), de dartres (herpes), de lèpre. La cause et la marche du mal dirigeront le médecin dans le diagnostic.

Il survient quelquefois des érosions aux parties de la génération ou à l'anus, ou des poireaux, des verrues, des crêtes, des choux-fleurs, etc. Tous accidens qu'on peut comprendre sous le nom de condylomes. Ce ne sont pas des maux locaux, mais des symptômes de vérole. *Voy.* FRITZE *à l'endroit cité.*

Il survient fréquemment des ulcéres vénériens secondaires, qui présentent tous les

---

(50) Elles paroissent le plus souvent sur le front, et on les distingue mieux à une foible qu'à une grande lumière.

(51) Dans ce cas, on applique des fomentations sur la tête, faites avec des décoctions de plantes aromatiques et de ciguë, et on donne le mercure à l'intérieur.

(52) Lorsque la teigne attaque la tête, le crâne est menacé de carie.

caractères du chancre, mais dont il faut bien les distinguer (53) (54). Ils ont ordinairement leur siége sur les parties de la génération, dans la gorge, le gosier ; mais particulièrement sur la luette, les amygdales, le palais, le voile du palais, dans le nez (55), dans les poumons (phthisie vénérienne) ou sur toute la superficie du corps.

De tous ces accidens, l'ozène est le plus terrible. On la reconnoît à la voix nasale, à l'odeur puante des narines que les malades sentent, à l'obstacle du passage de l'air, au saignement du nez, à l'écoulement d'une matière ichoreuse noire, accompagné de fausses membranes, ou même de la perte de petites portions des os du nez. Quelquefois les os externes du nez s'élèvent.

Ces ulcères sont ordinairement précédés

---

(53) Voyez la note 37.

(54) Une personne qui a eu autrefois un chancre dont elle a été guérie, si elle gagne ensuite la vérole de nouveau, et que ce même chancre reparoisse, on ne doit pas le regarder comme un mal local, mais comme un symptôme de l'infection générale.

(55) On nomme cet accident *ozène*; il carie souvent les os du nez, et il en résulte une voix nasale. Les autres chancres peuvent également produire la pourriture des os adjacens des endroits sur lesquels ils sont situés, sur-tout si on néglige de les traiter, ou qu'on les traite mal. Ces ulcères alors enflamment les os, les corrodent et les carient souvent.

d'inflammation ; mais quelquefois il y a inflammation sans qu'elle soit accompagnée d'ulcères. Par exemple, l'inflammation des yeux dans l'ophthalmie vénérienne ; l'inflammation de la gorge dans l'angine syphillitique sans ulcères.

Quand la vérole affecte particulièrement les os, les malades éprouvent des douleurs extrêmes, sur-tout pendant la nuit. Elles ont leur siége dans la tête et dans les os longs, comme ceux du fémur, etc. Ces douleurs semblent partir de la substance interne de l'os, et elles sont pénétrantes.

Quelquefois l'os se tuméfie et donne naissance aux exostoses, ou il ne fait que s'élever et produit des tophus. Ces accidens ont lieu à la tête, à l'os claviculaire, aux côtes, aux extrémités supérieures et inférieures, et particulièrement à l'os tibia.

Dans ces maux, la substance de l'os est presque toujours altérée (56) ; souvent ces os sont atteints de carie ou de spina ventosa : il faut bien distinguer les *gummata* des affections des os dont nous venons de parler. Les *gummata* sont des tumeurs molles qui s'attachent à l'os, et qui ont leur siége dans le périoste et dans le tendon

____

(56) Voyez Plenk, *novum systema tumorum,* page 178.

(57). *Voyez les commentaires de* Swieten, *tome I, §. 549.*

Outre les symptômes qu'on vient de décrire, l'organisme se détériore chaque jour de plus en plus, les malades s'affoiblissent, leur haleine pue, et ils tombent insensiblement dans le marasme.

Pronostic de la vérole.

On peut assez juger du danger qui accompagne la vérole, par la description que nous venons d'en offrir. Loin que cette maladie se guérisse jamais d'elle même, on ne peut pas même toujours compter sur sa guérison, pas même chez le meilleur organisme, et par le traitement le plus prompt et le mieux adapté. On guérit très-difficilement et rarement parfaitement des sujets cachectiques, affoiblis, scorbutiques; mais l'éruption cutanée [*impetigo venerea*] est la forme la plus aisée à lever. Toutes les espèces d'ulcères sont beaucoup plus difficiles, et de ceux-ci, l'ozène la moins aisée à guérir. Celle-ci est presque incurable, lorsqu'elle est affectée en même-temps de carie. Boerhave dit : « *ozena syphillitica*

---

(57) Ces gummata sont plus difficiles à lever que les exostoses ; cependant ils se dissipent également par le mercure.

ptyalismo etsi deciès repetito nec aliâ methodo sanari potest ». Camper confirme l'opinion de Boerhave.

En géneral, la vérole qui affecte particuliérement les os, est toujours la plus dangereuse et la plus rebelle.

Le pronostic de la maladie vénérienne universelle, qui affecte particuliérement les glandes, dépend de l'endroit où elles ont leur siége, et du degré du mal. La vérole dégénérée en marasme, en phthisie, en scorbut, ainsi que celle où le nez, le palais ou d'autres organes importans ont beaucoup souffert, est pour la plupart incurable, et la mort la plus terrible vient mettre fin aux maux de ces malheureux.

Cure de la vérole.

Sans parcourir l'histoire des différentes méthodes et de tous les remèdes que l'on a employés jusqu'ici pour guérir cette maladie, on se bornera dans ce manuel à indiquer au médecin traitant, tout ce qu'il doit faire pour opérer la guérison de cette maladie.

Il faut commencer par prendre en considération toute l'habitude du corps, avoir égard au degré de la sensibilité, à la méthode qui a précédé, à la durée et à la forme de la maladie. C'est d'après ces circonstances qu'on réglera les alimens et le reste de l'hygiène. Bien loin d'interdire, il faut au contraire recommander ici l'usage des alimens pris du règne animal, le vin, le chocolat, le café. De plus, on recommande l'air pur, la propreté de la peau, une température modérée, la distraction, l'exercice et autres choses semblables. En outre, on fait usage des bains tièdes de deux jours l'un (58). S'il y a prostration de force, on donne une décoction de quinquina avec la salsepareille, le bois de gayac, la racine de garou, etc. Par exemple,

Prenez : écorce de quinquina pilée grossière-
    rement, une once.
    Raclure du bois de gayac, demi-once.
Faites bouillir le tout pendant un quart
    d'heure dans une quantité d'eau suffisan-
    te, à la colature d'une livre.

Ajoutez :

Syrop capillaire, une once.
On en fait prendre un petit verre toutes les
    trois heures.

On emploie aussi l'écorce de la racine de garou découpée, en décoction avec l'écorce de quinquina, comme ci-dessus, à la dose

---

(58) Ces bains doivent être d'eau de rivière ou de fontaine ; car, selon les observations des meilleurs praticiens, les eaux thermales sulfureuses sont nuisibles dans cette maladie.

d'un scrupule jusqu'à deux drachmes. Quant aux autres décoctions de bois, comme la bardane, la douce-amére, etc. nous comptons peu sur leur efficacité.

Quand il y a excès d'irritabilité, ou des accidens accompagnés de douleur, on administre au malade une bonne dose d'opium après-midi ou la nuit (59). Cette méthode seule a quelquefois produit une cure radicale de la vérole, qui avoit résisté à tous les mercuriaux (60).

Mais en général, on joint l'usage des préparations mercurielles au plan curatif qu'on vient d'indiquer. Il faut dans l'administration des mercuriaux, savoir faire un choix éclairé.

Les frictions sont préférables aux préparations internes du mercure, dans des maux modérés, ceux sur-tout qui prennent une marche chronique, dans les maux des os, et où l'organisme est affoibli, ou dans lequel on a déjà introduit beaucoup de mercure.

____

(59) Voyez la note 36.

(60) Ces prétendues cures radicales de la maladie vénérienne, que plusieurs écrivains attribuent à l'opium seul, ne sont-elles pas dues peut-être à des douleurs qui restoient, la vérole étant guérie précédemment par les mercuriaux, et que l'opium aura calmées ? Cependant, il est certain que l'opium uni au mercure, en soutient l'action dans cette maladie.

L'onguent napolitain paroît le plus convenable pour faire ces frictions ; il est très-simple, les substances onctueuses tiennent le mercure extraordinairement divisé, l'attachent à la surface de la peau, et ne se dessèchent pas.

Dans l'usage de ces frictions, on se règle suivant les circonstances et la constitution du sujet : ainsi, on fait faire des frictions tous les jours, ou de deux jours l'un, d'abord avec une demi-drachme de l'onguent napolitain, en augmentant graduellement jusqu'à ce que le malade puisse en supporter deux drachmes et même plus tous les soirs.

Il importe peu de l'endroit sur lequel on fait ces frictions ; on choisit ordinairement pour cette fin, les extrémités supérieures et inférieures. Si la partie est recouverte de poils, on la fait raser auparavant, afin qu'ils n'y excitent pas de phlogose. Le malade peut se faire lui-même cette friction, ou la main d'un aide munie d'un gant. La friction ne doit durer qu'un demi-quart d'heure, ou tout au plus un quart d'heure ; il faut souvent changer de place, afin que la peau ne soit pas irritée à l'excès ou phlogosée. Il est bon de chauffer auparavant l'endroit sur lequel on institue les frictions, afin d'en favoriser l'absorption ; enfin, on fera bien de porter les mêmes caleçons pendant tout le temps qu'elles dureront.

Mais si dans les circonstances que nous avons citées plus haut, on ne peut pas faire usage des frictions mercurielles, on choisit alors le muriate de mercure doux. Par exemple,

> Prenez : extrait d'écorce de quinquina, 1/2 dr.
> Muriate de mercure doux (61), 12 gr.
> Laudanum liquide, autant qu'il en faut pour faire une masse de pillules.
> Divisez-la en 24 pillules égales.
> On fait prendre une pillule deux fois par jour.

On donne la préférence au mercure soluble de HAHNEMANN (62), particuliérement

---

(61) On observe que le muriate de mercure doux produit bientôt une salivation intestinale ; dans ce cas, on combine fort bien un demi-grain d'opium avec un grain de mercure, et on le donne en poudre avec du sucre, ou bien l'on fait entrer dans une masse pillulaire des ingrédiens qui fortifient les intestins, et qui portent en même-temps leur action vers la peau ; la formule suivante me paroît remplir ce but.

> Prenez : muriate de mercure doux.
> Oxide d'antimoine sulfuré orangé.
> Rhubarbe en poudre, de chaq. 12 gr.
> Mucilage de gomme arabique, autant qu'il en faut pour faire la masse pillulaire. Faites 24 pillules égales.

(62) Ce mercure soluble de HAHNEMANN, ou oxide de mercure noir par l'acide nitrique, et précipité par l'ammoniaque, est un des meilleurs remèdes mercuriaux que l'on possède : comme il est

dans les exanthêmes syphillitiques (63),
lorsqu'il n'y a pas d'excès d'irritabilité et
de sensibilité, pourvu que les organes di-

---

peu connu de la plupart des médecins, je crois in-
téresser mes lecteurs en leur en offrant ici la préparation chimico-pharmaceutique.

> Prenez : vif argent purifié, 3 parties.
> Acide nitreux étendu d'eau, très-pur
> et dégagé d'acide muriatique, 1 part.
> Mettez la phiole dans laquelle vous faites la dis-
> solution, dans un grand vase plein d'eau
> froide. (Sans cette précaution, en versant
> le mercure sur l'acide nitreux délayé, l'ef-
> fervescence seroit trop violente.)

Vingt-quatre heures après, on décante la liqueur
du reste du mercure qui n'a pas été dissout ; ensuite
on étend cette solution de dix parties d'eau distillée,
on la filtre et puis on verse goutte à goutte, sur la
solution filtrée, de l'esprit de sel ammoniaque caus-
tique, ayant soin d'agiter fréquemment la phiole,
jusqu'à ce qu'il n'y ait plus rien qui se précipite.
On obtient par ce procédé le précipité d'une poudre d'un gris noirâtre ; on lave plusieurs fois ce précipité à l'eau bouillante distillée, puis on le met sé-
cher à l'ombre et on le conserve pour l'usage.

(63) On voit souvent à l'aide de cette préparation
mercurielle, des exanthêmes syphillitiques disparoître en quatre à cinq jours. Quoique ce mercure ait
l'avantage de guérir les symptômes de la maladie
vénérienne, plus promptement que toute autre
préparation mercurielle, il faut cependant se mettre en garde de prendre une cure symptomatique
pour une cure radicale. Cette préparation mercurielle a sûrement cela de commun avec toutes les

gestifs soient en bon état (64), et dans des circonstances pressantes. Par exemple,

Prenez : extrait d'écorce de quinquina,

O U

— de gratiole (65), demi-drachme.
Mercure soluble de HAHNEMANN, 6 gr.

---

autres, qu'elle est par rapport à la maladie vénérienne, ce qu'est le quinquina par rapport aux fièvres intermittentes : or, tous les praticiens savent qu'il faut continuer l'usage du quinquina dans ces fièvres, quelque temps après qu'elles semblent avoir été guéries, afin qu'elles ne reparoissent plus de nouveau ; de même il faut continuer encore quelque temps l'usage du mercure dans les maladies vénériennes, après que les symptômes de cette maladie ont disparu, afin d'opérer une cure radicale ; mais alors il est préférable de terminer cette cure par des frictions.

(64) Malgré les avantages que les praticiens reconnoissent dans cette préparation, elle a cependant l'inconvénient de diminuer ordinairement l'appétit, de causer des douleurs de colique et même la diarrhée, sur-tout si on prend ce remède à jeun ; c'est pourquoi on combine très-bien ce remède avec l'opium et avec des extraits amers, ou la rhubarbe.

(65) Plusieurs médecins observent que la combinaison de l'extrait de gratiole avec ce mercure est très-avantageuse, sur-tout lorsqu'il y a des ulcères vénériens dans la gorge. On sait que la gratiole exerce particulièrement son action sur le tube intestinal en le fortifiant : or, la gorge est le commencement de ce tube.

Opium purifié, 8 grains (66).

Faites une masse pillulaire avec de la canelle en poudre et du syrop ; divisez cette masse en 24 pillules égales.

On en fait prendre deux pillules le soir (67).

Mais si le mal fait des progrès rapides, qu'il fasse courir de plus grands dangers au malade, si le danger de la destruction des os du nez, du palais, etc. est imminent, que le siége et les progrès du mal fassent craindre des hémorrhagies mortelles par l'érosion de grosses artères, quand des exanthêmes hideux résistent opiniâtrement à l'usage du mercure de HAHNEMANN, lorsque des exostoses et des douleurs ostéocopes martyrisent le malade et le réduisent au désespoir, et lorsqu'il y a carie ; dans tous ces cas, on a recours au plutôt au mu-

---

(66) Si on administre le remède ci-dessus le matin, ce qu'on ne peut faire qu'en donnant tout au plus une pillule, et même seulement après le déjeûner, on peut supprimer les huit grains d'opium et de l'extrait de kina, ou de gratiole et du mercure soluble de HAHNEMANN, faire faire une masse pillulaire suivant les règles de l'art, avec une quantité suffisante de laudanum liquide de SYDENHAM, qu'on fait diviser et prendre comme ci-dessus.

(67) Car c'est le soir que les malades supportent le mieux ce remède. De plus, la quantité d'opium qui entre dans ces pillules, empêcheroit les malades de vaquer à leurs affaires pendant la journée, s'ils en prenoient le matin.

riate de mercure corrosif, pourvu qu'il n'y ait point de contre-indication, comme la foiblesse et la maigreur extrêmes, les crachemens de sang, la phthisie.

Voici les meilleures manières de prescrire ce mercure, afin qu'il ne soit pas nuisible.

Prenez : muriate de mercure corrosif, dissout suivant les règles de l'art (68) , 4 gr.
Opium purifié , 12 grains.
Extrait d'aconit , demi-drachme.
Mêlez le tout très-exactement , et faites suivant les règles de l'art, une masse pillulaire ; divisez cette masse en seize parties égales et de même poids. On en fait prendre une pillule le soir avant d'aller coucher , et encore une le matin après le déjeûné , si le malade peut la supporter ou que le danger soit grand (69).

Ou

____

(68) Le menstrue du muriate de mercure corrosif est l'eau distillée ; l'esprit de vin en dissout aussi une quantité considérable. On tient ce mercure mieux suspendu dans sa dissolution , en y ajoutant un peu de muriate ammoniacal. *Voyez l'art de formuler de* Tromsdorf, *traduit de l'Allemand par* Dutilleul , *médecin.*

(69) On aura soin chaque fois de faire dissoudre cette pillule dans de l'eau distillée avant de la prendre ; car sans cette précaution , si les pillules se sèchent, ce qui arrive bientôt en été , elles ne se dissolvent pas aisément dans l'estomac : celle qu'on aura prise la veille au soir , ne sera pas encore digérée quand on prendra celle du matin , et on s'expose par-là à l'action simultanée de plusieurs pillules, qui causeroient des coliques et d'autres maux considérables.

Ou on peut prescrire ce mercure de la manière suivante.

Prenez : eau de fontaine distillée , 6 onces.
　　　　Muriate de mercure corrosif , 4 gr.
　　　　Eau de canelle , 2 onces.
　　　- Laudanum liquide de SYDENH. 1 dr.
　　　　Syrop d'écorce d'orange, 2 onces.
　　　　　　　Mêlez.
On en fait prendre deux cuillerées par jour,
une le matin après le déjeûner , et une le
soir avant de se mettre au lit, ayant soin de
bien secouer la médecine avant d'en prendre.

Les affections qui exigent l'usage des remèdes indiqués ci-dessus, pourroient donner naissance aux questions suivantes.

1°. Quelle quantité exige chaque préparation mercurielle en particulier, pour opérer la cure radicale de la vérole ? Et 2°. combien de temps doit-on en continuer l'usage?

Il est très-difficile de répondre d'une manière satisfaisante à la première question ,
puisqu'il est très-rare qu'on ne fasse usage
que d'une seule préparation mercurielle ,
pour obtenir la guérison de la vérole.

La seconde question exige des explica-
tions trop longues, dans lesquelles le but
de mon ouvrage ne me permet pas d'entrer. Il suffit d'examiner si la constitution
du malade peut supporter le mercure , ou
pas (70).

---

(70) On reconnoît que le malade peut supporter

D

Remarque-t-on pendant l'usage du mercure que la bouche s'affecte, que le malade se plaigne d'un goût de cuivre dans la bouche, de l'agacement des dents, que son haleine exhale une odeur fétide particulière, que les gencives se relèvent sur les dents et qu'elles soient en même-temps très-sensibles, que les glandes se tuméfient, que l'excrétion de la salive soit copieuse ; dans ces circonstances, il faut avoir soin de suspendre l'usage du mercure. Entre temps, on fait usage de bains, de fomentations autour du cou; on tient du lait tiède dans la bouche, ou l'on se sert en gargarisme d'une décoction faite avec une once de semences de lin, à la colature de neuf onces. On prescrit en même-temps une nourriture modérée et le vin.

HAHNEMANN propose le foie de soufre (sulfure de potasse) pour arrêter la salivation (71); il en donne quatre grains toutes

---

le mercure, lorsque les symptômes de la vérole diminuent, lorsqu'il ne survient pas de diarrhée, de vomissement, de colique, de fièvre, ni de salivation.

(71) Voici la préparation du foie de soufre, d'après HAHNEMANN.

Prenez : écailles d'huître.
Soufre. De chaque, parties égales.
Faites-les rougir dans un creuset pendant

les deux heures, et fait boire un verre de limonade immédiatement après (72). Quand la salivation devient chronique, un vésicatoire à la nuque a quelquefois été utile ; mais dans cette affection, l'on se sert ordinairement avec avantage du thé de sauge avec l'acide muriatique, la teinture de myrrhe, l'extrait de ciguë, le miel rosat et autres semblables. Par exemple,

> Prenez : herbe de sauge, 6 dragmes.
> Versez-y une livre d'eau bouillante ; laissez-la infuser pendant un quart d'heure, le vase fermé.
>
> *Puis passez cette infusion, et ajoutez-y :*
>
> Teinture de myrrhe, 2 drachmes.
> Miel rosat, une once (73).
> Mêlez. Pour l'usage des gargarismes.

Lorsque les symptômes de la salivation ou ses avant-coureurs ont disparu, mais la vérole n'étant pas encore guérie, alors on a recours de nouveau au mercure, et l'on

---

> un quart d'heure ; puis pilez la masse, quand elle est refroidie, bien menue, et conservez-la dans une bouteille bien bouchée.

(72) J'ai vu souvent le ptyalisme disparoître, en substituant une autre préparation mercurielle.

(73) On peut ajouter à cette formule, un scrupule d'acide muriatique.

fait choix ordinairement d'une préparation mercurielle plus foible, qu'on continue jusqu'à ce qu'on ait une nouvelle salivation à redouter, ou jusqu'à ce que les symptômes de la vérole soient levés; mais même alors, il ne faut pas cesser tout-à-coup d'administrer le mercure. Sans cette précaution, on se rend responsable d'une récidive (74). Pour terminer la cure, on choisit ordinairement le muriate de mercure doux, ou les frictions avec l'onguent mercuriel; cependant, leur usage demande également de la prudence, afin de ne pas faire un abus des mercuriaux. Cette règle de prudence doit avoir lieu particulièrement à l'égard des personnes foibles et très-irritables, comme à l'égard de ceux qui ont pris beaucoup de mercure auparavant (75).

La vérole laisse quelquefois, même étant guérie, quelques affections chroniques à sa suite : comme des douleurs rhumatismales, qui ressemblent à des déchiremens dans les membres, que les malades ressentent par-

(74) Voyez la note 63.

(75) Quand l'abus des mercuriaux a fait naître des ulcères dans la bouche, il faut d'abord en cesser l'usage et donner le quinquina en décoction ou en poudre combiné avec l'opium, et tous les effets pernicieux aux malades, disparoissent à l'aide de ces moyens.

ticulièrement dans les variations de température. Mais ces douleurs se dissipent peu à peu.

De même lorsque la vérole est curable, tous les symptômes partiels de cette maladie, disparoissent à l'aide du plan curatif général que nous avons indiqué plus haut; cependant, outre le traitement général indiqué, on traite en même-temps les symptômes partiels par des topiques.

Manière d'administrer les moyens extérieurs.

On lave les endroits affectés d'exanthêmes syphillitiques, avec une dissolution du muriate de mercure corrosif. On peut prescrire cette dissolution de la manière suivante.

Prenez : muriate de mercure corrosif, 1 gr.
    — d'ammoniaque, 6 grains.
    Eau de fontaine distillée, une once.
Mêlez. Pour l'usage externe.

D'autres retirent des succès très-prompts de l'acétite de mercure (76) [*mercurius acetatus*], dans les éruptions cutanées herpétiques rebelles, sur-tout si elles sont sè-

---

(76) Cet acétite de mercure est un oxide de mercure par l'acide acéteux. Il se dissout difficilement dans l'eau, et il est indissoluble à l'esprit de vin.

ches , lisses, corrodentes et qu'elles s'étendent au loin. Voici les formes les plus con-
venables de prescrire ce remède :

1°. *En onguent.*

Prenez : acétite de mercure , 2 scrupules (77):
    Beurre frais non salé , ou huile d'oli-
      ves , etc. une once.
Mêlez le tout exactement. S. Pour l'usage
    externe.

2°. *En dissolution.*

Prenez : acétite de mercure , 10 à 12 grains.
    Eau de roses , cinq onces.
    Gelée de coing , une once.
    Mêlez.

On applique de ceci sur les endroits affectés, jusqu'à ce que tout se dessèche et
disparoisse ; et même encore quelque temps
après la disparition du mal, afin d'empêcher qu'il ne paroisse de nouveau.

Outre cette cure topique, on ne négli-
gera pas la cure générale, indiquée par
l'état du mal.

De même , les ulcères admettent encore
un traitement local. *Voyez celui qu'on a
indiqué plus haut pour le chancre , et la
note 79, page* 81.

Dans l'opththalmie syphillitique , on se
sert à l'extérieur de la formule suivante.

---

(77) On peut en augmenter graduellement la dose jusqu'à une drachme.

Prenez : Eau de roses , 4 onces.
        Mercure gomm. de PLENK (78), 1 scr.
Mêlez. S. Pour l'usage externe.

Dans l'ozène, la cure locale consiste à faire inspirer par le nez, du lait tiède, une décoction émolliente ou une infusion de deux drachmes d'herbe de ciguë desséchée, dans six onces d'eau ; ou bien,

Prenez : thé de sauge, une livre.
        Mercure gommeux de PLENK , 1 scr.
On en fait inspirer par le nez.

Dans l'angine syphillitique ou pour les ulcères de la gorge, les remèdes topiques sont les gargarismes dont on a fait mention plus haut, et on touche les ulcères avec un pinceau détrempé dans l'électuaire suivant.

Prenez : miel rosat , une once.
        Extrait de ciguë , une drachme.
        Acide muriatique, un scrupule.
        Mêlez.

---

(78) Voici la manière de préparer le mercure gommeux de PLENK.

Prenez : vif argent purifié , 1 drachme.
        Gomme arabique en poudre, 2 dr.
Triturez le tout jusqu'à ce qu'il ne paroisse plus rien des globules du mercure.
Ajoutez vers la fin de la trituration , un peu de syrop de diacode ou de celui de chicorée avec la rhubarbe.

La cure topique des exostoses, consiste dans l'application d'un emplâtre mercuriel sur la partie souffrante ; lorsque des exostoses semblables restent après la guérison de la vérole, la tension de la peau qu'ils occasionnent, devient souvent une source de douleurs. Dans ce cas, Hunter conseille de faire des incisions dans la peau.

Quand les verrues, les crêtes et autres excroissances, connues sous le nom de condylomes, n'ont point disparu pendant le traitement général, on les lie avec un fil, lorsque leur base est plus mince que leur extrémité, ou on les coupe, ou on a recours aux escarotiques, à la pierre à cautère, etc. afin de détruire complétement leur racine, et d'empêcher par-là que ces excroissances ne renaissent.

Cruikshank, Rollo, Beddoes, Swediaur, Alyon, Fourcroy, et avant ceux-ci Simon Seller, ont proposé dans la maladie vénérienne, l'usage des acides, et particulièrement des acides nitrique et muriatique oxigénés, qu'ils ont appuyé d'observations importantes. Ils donnent l'acide nitrique oxigéné, à la dose d'une demi-drachme, en augmentant graduellement jusqu'à une demi-once dans une livre d'eau ; ils y ajoutent deux onces de syrop.

Ils font usage à l'extérieur de la pommade oxigénée (79).

Je n'ai que des expériences douteuses à l'égard de l'efficacité de ce remède nouveau, tant vanté, aujourd'hui sur-tout, par les Anglais ; en conséquence, je ne voudrois pas prendre sur moi d'exposer la vie des hommes, en abandonnant un remède certain déjà connu, pour donner la préférence à un remède incertain. Au reste, quiconque désire connoître le résultat des expériences faites avec ce remède nouveau, peut consulter les ouvrages de THOMAS BEDDOES et celui d'ALYON, intitulé : *essai sur les propriétés médicinales de l'oxigène. Paris, an V*. L'un et l'autre confirment l'efficacité de l'acide nitrique, par un grand nombre d'observations.

---

(79) Voici la manière de préparer cette pommade, d'après ALYON, son inventeur.

Prenez : sain-doux purifié, une livre.
Fondez-le à un feu doux.

Puis ajoutez :

Acide nitrique (de 32 degrés) 2 onc.
Agitez avec soin avec un tube de verre, la masse soumise au feu, jusqu'à ce qu'elle entre en ébullition ; retirez-la du feu et exposez-la au refroidissement.

Cette pommade est d'un grand avantage dans les ulcères syphillitiques, contre la gale et contre les dartres.

F I N.

VOulant éviter des errata qui se glis-
sent aisément en posant par chifres les
nouveaux poids et mesures à côté des
anciens , dans le cours de l'ouvrage ,
c'est pourquoi j'ai jugé à propos de mettre à la fin de ce manuel, le tableau com-
paratif des poids et mesures anciens
avec les nouveaux.

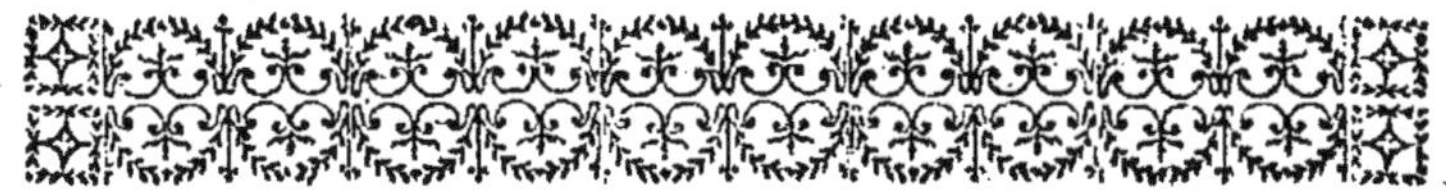

TABLEAU COMPARATIF.

Substituez le mot *litre* aux mots *gramme*, lorsqu'il s'agira de désigner des mesures de capacité pour les liquides.

	Kilogrammes ou Livres.	Hectogrammes ou Onces.	Décagrammes ou Gros.	Grammes ou Deniers.	Décigrammes ou Grains.
1	0	0	0	0	0,5.
2	0	0	0	0	1,1.
3	0	0	0	0	1,6.
4	0	0	0	0	2,1.
5	0	0	0	0	2,7.
6	0	0	0	0	3,2.
7	0	0	0	0	3,7.
8	0	0	0	0	4,2.
9	0	0	0	0	4,8.
10	0	0	0	0	5,3.
11	0	0	0	0	5,8.
12	0	0	0	0	6,4.

Grains.

	Kilogrammes ou Livres.	Hectogrammes ou Onces.	Décagrammes ou Gros.	Grammes ou Deniers.	Décigrammes ou Grains.
1	0	0	0	1	2,7.
2	0	0	0	2	5,5.

Scrupules.

	Kilogrammes ou Livres.	Hectogrammes ou Onces.	Décagrammes ou Gros.	Grammes ou Deniers.	Décigrammes ou Grains.
Gros ou Drachmes.					
1	0	0	0	3	8,2.
2	0	0	0	7	6,5.
3	0	0	1	1	4,7.
4	0	0	1	5	3,0.
5	0	0	1	9	1,2.
6	0	0	2	2	9,5.
7	0	0	2	6	7,7.
Onces.					
1	0	0	3	0	5,9.
2	0	0	6	1	1,9.
3	0	0	9	1	7,9.
4	0	1	2	2	3,8.
5	0	1	5	2	9,7.
6	0	1	8	3	5,6.
7	0	2	1	4	1,6.
8	0	2	4	4	7,5.
9	0	2	7	5	3,5.
10	0	3	0	5	9,4.
11	0	3	3	6	5,4.
12	0	3	6	7	1,3.
13	0	3	9	7	7,2.
14	0	4	2	8	3,2.
15	0	4	5	8	9,1.
Une livre.	0	4	8	9	5,1.

www.ingramcontent.com/pod-product-compliance
Ingram Content Group UK Ltd.
Pitfield, Milton Keynes, MK11 3LW, UK
UKHW022055170726
13837UKWH00002B/957